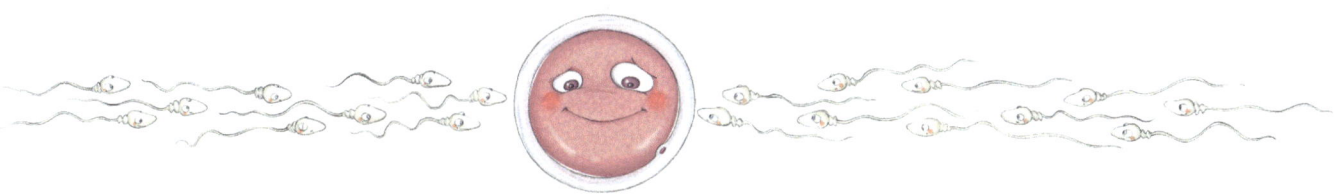

Aquest conte pertany a: / This story belongs to:

_____

(Posa aquí el teu nom:) / (Put your name here:)

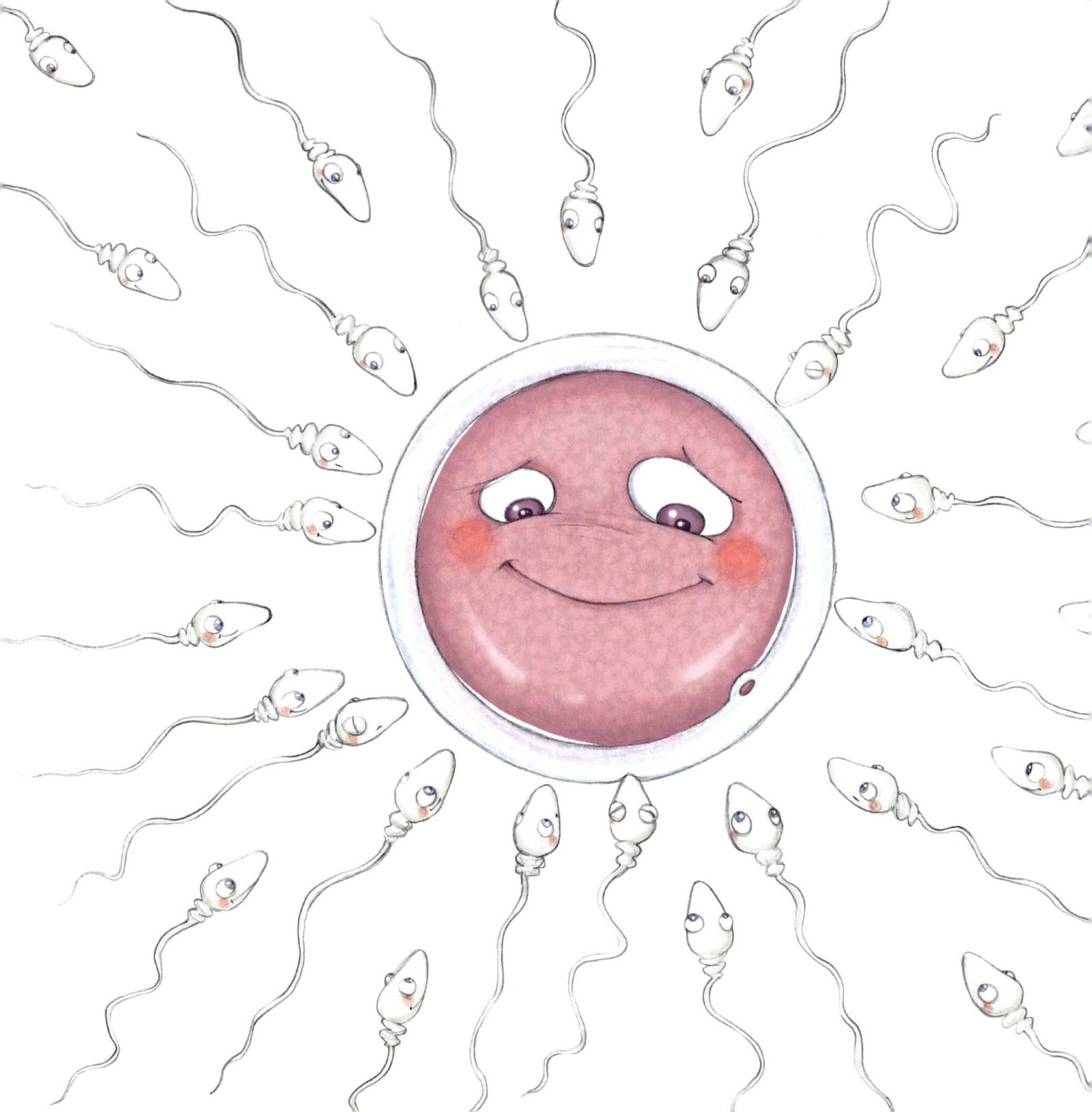

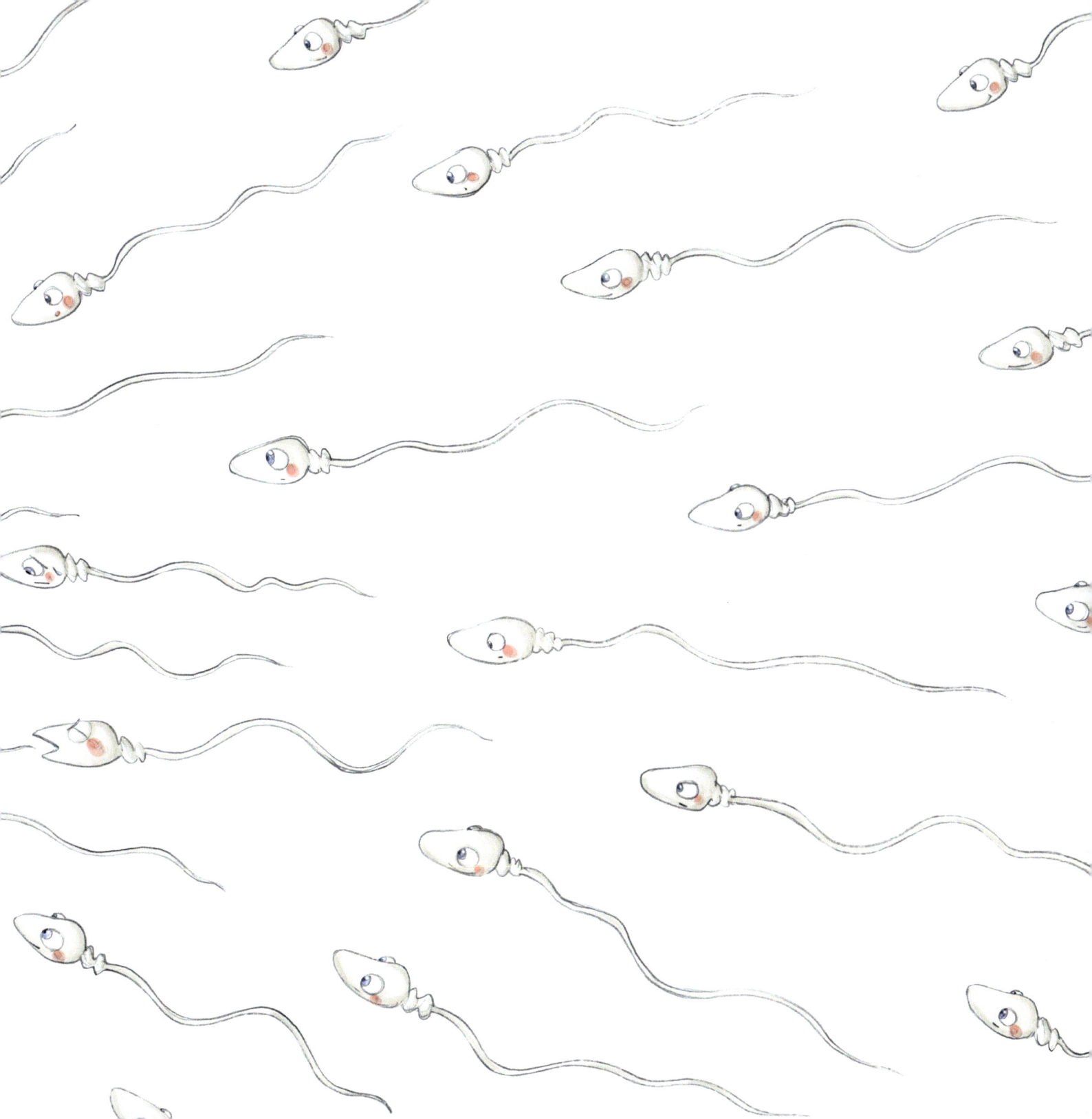

Mare en solitari - Single mother

HAVIES DE SER TU
IT HAD TO BE YOU

© Text/Text: Olga Junyent
© Il·lustracions/Illustrations: Bernadette Cuxart
© Disseny i maquetació / Design and layout: Olga Junyent
Correcció de textos (català): Gemma Brunat
Text correction (english): Hayley Dawson

Reservats tots els drets/All rights reserved

A en Maiol, el meu fill i el protagonista d'aquest conte.

To Maiol, my son and the protagonist of this story.

Mare en solitari - Single mother

HAVIES DE SER TU
IT HAD TO BE YOU

Olga Junyent - Bernadette Cuxart

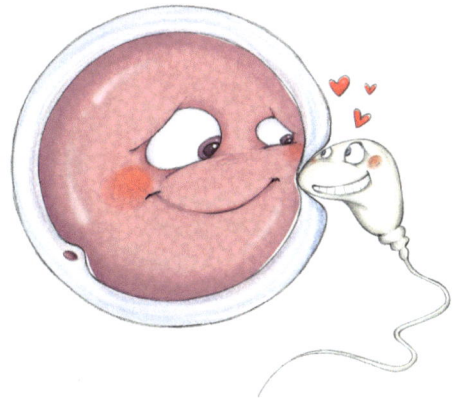

Vaig decidir que la millor cosa que podia fer a la vida era tenir-te a tu, ser la teva mama.

I decided that the very best thing I could do in my life was to have you, to become your mum.

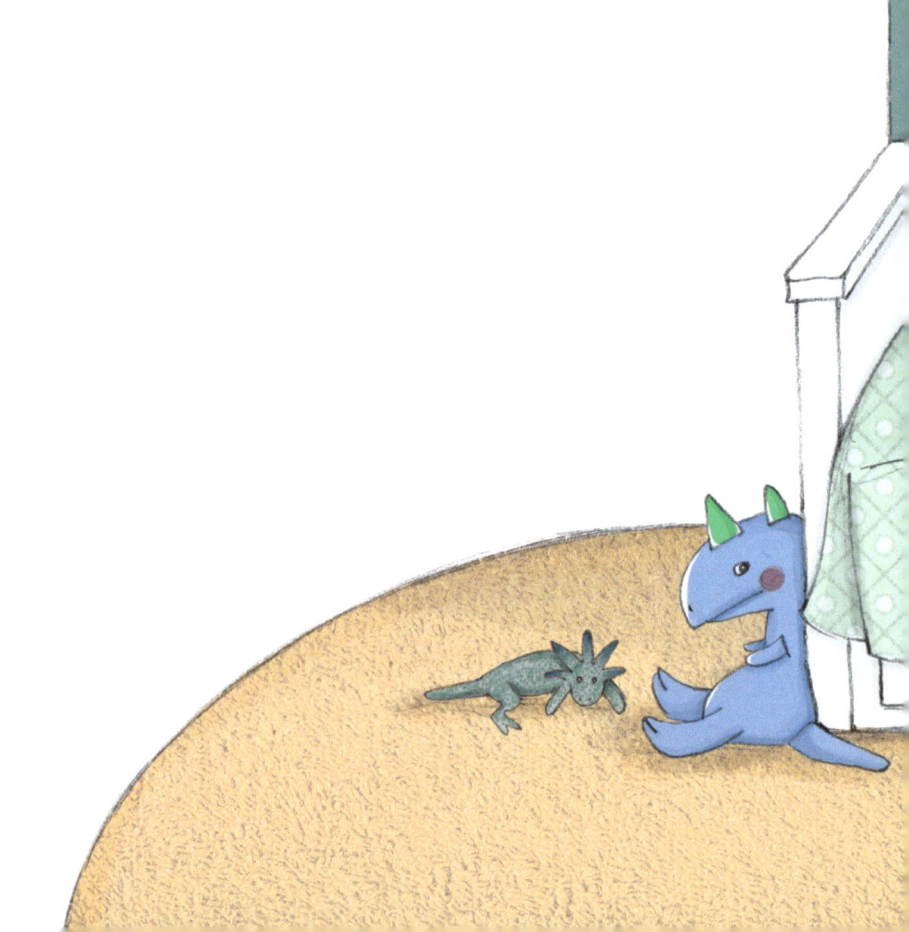

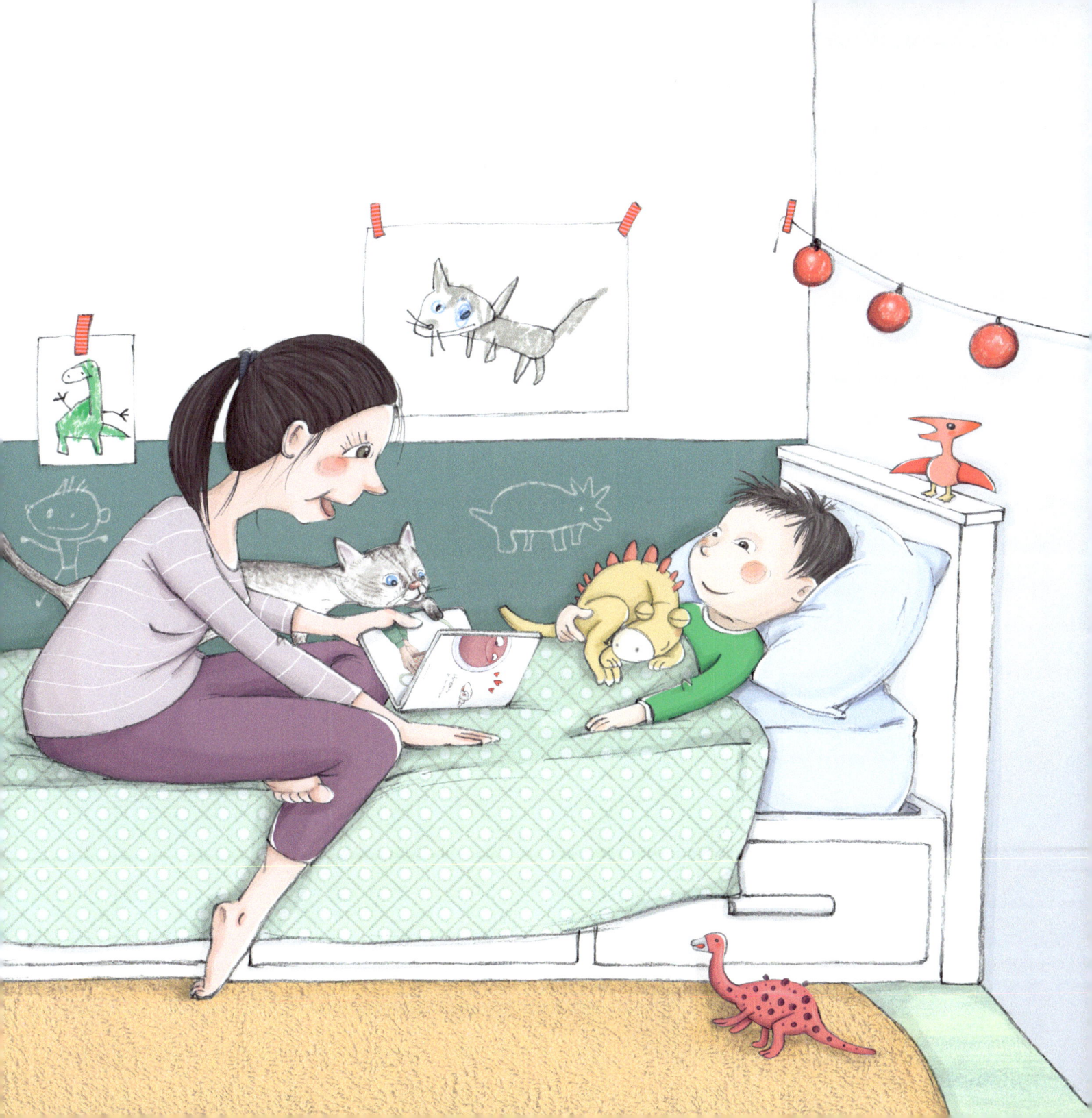

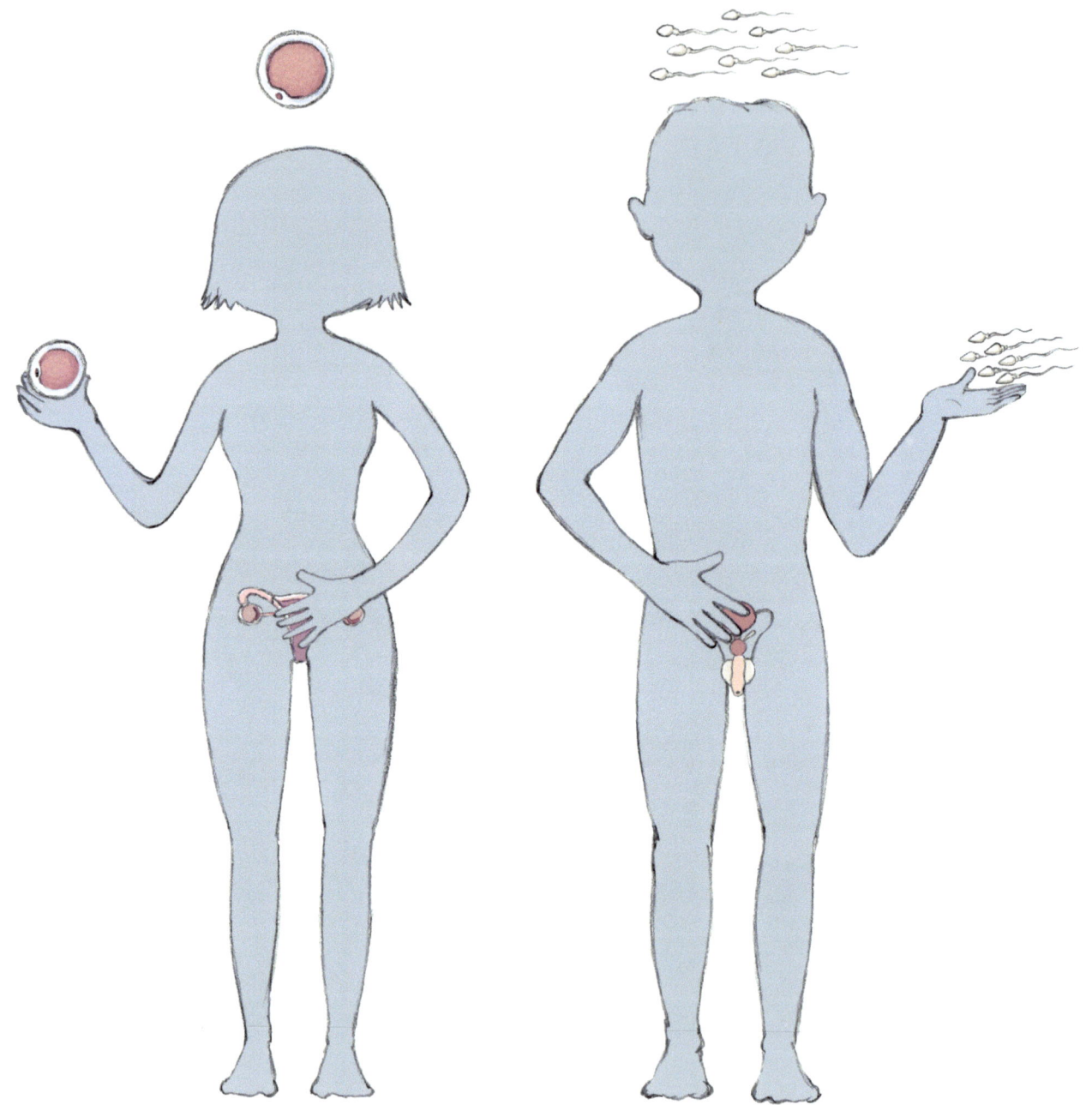

Perquè tu nasquessis, necessitava un òvul i espermatozous. Els òvuls creixen dins del cos de la dona i els espermatozous dins del cos de l'home. Quan un espermatozou entra dins d'un òvul, es forma un embrió.

But for you to be born, I needed an egg and sperm. Eggs grow inside a woman's body and sperm grow inside a man's body. When a sperm cell enters an egg cell, an embryo is formed.

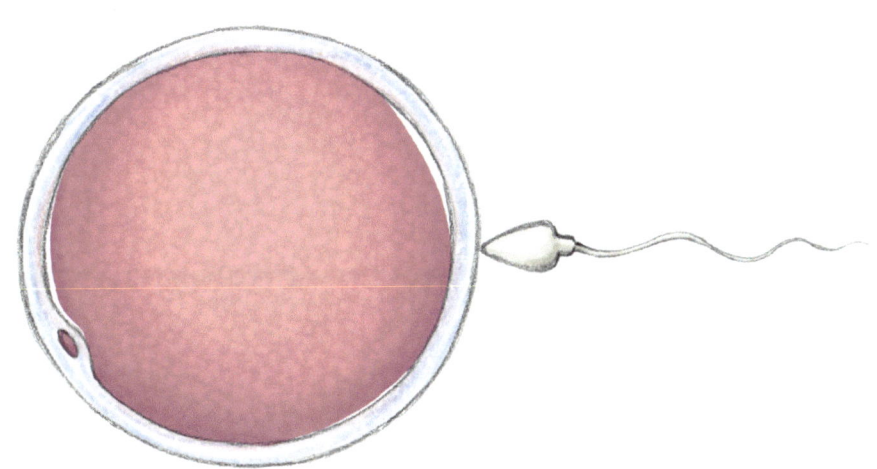

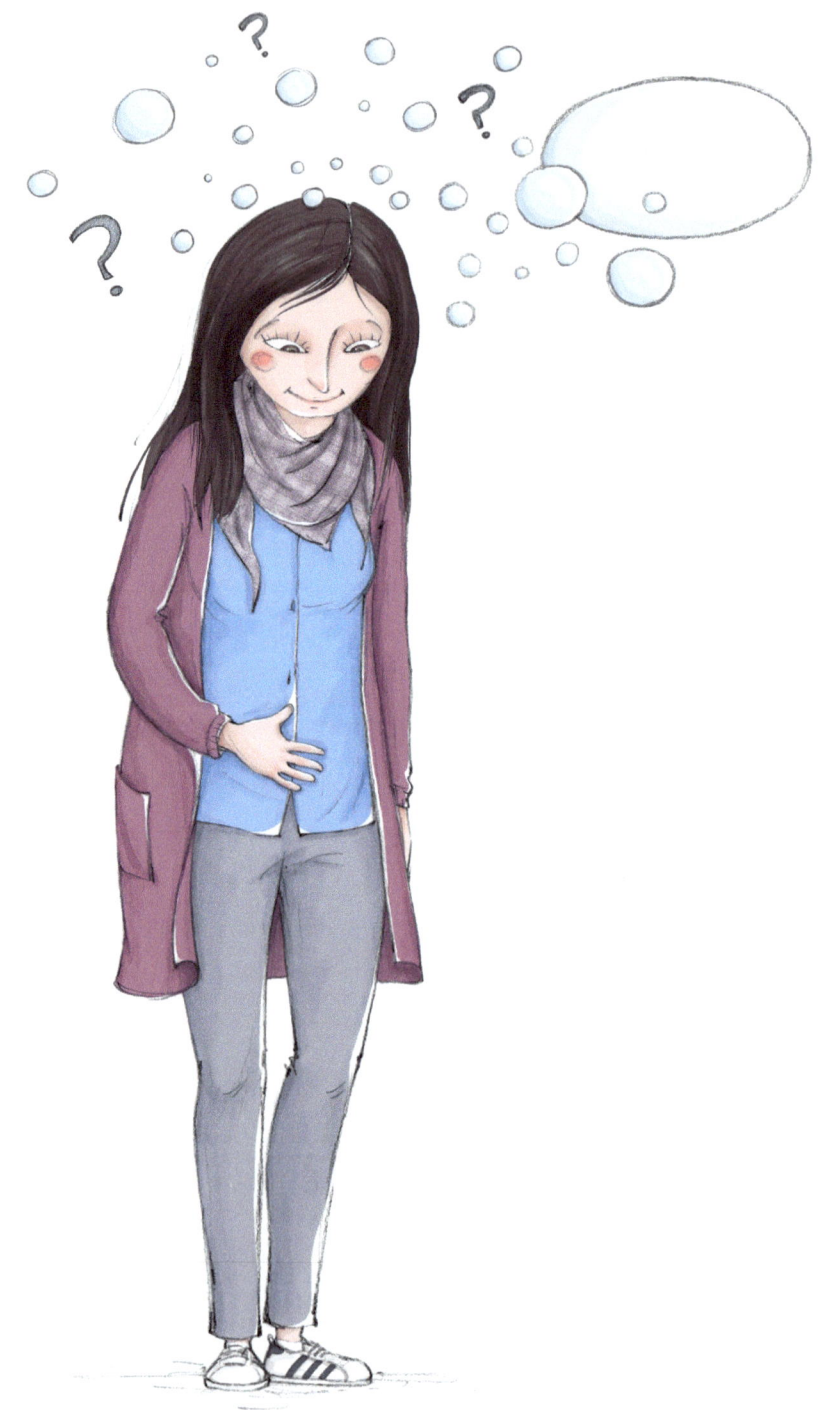

Jo tenia un òvul, però no tenia cap espermatozou. Així i tot, confiava que trobaria una solució.

I had an egg, but I didn't have any sperm. I was sure that I would find a way to have you.

Tenia tantes ganes de tenir-te, que el meu cervell no va parar de pensar i pensar.

I wanted to have you so much that my brain was always thinking about what I could do. It never stopped to rest.

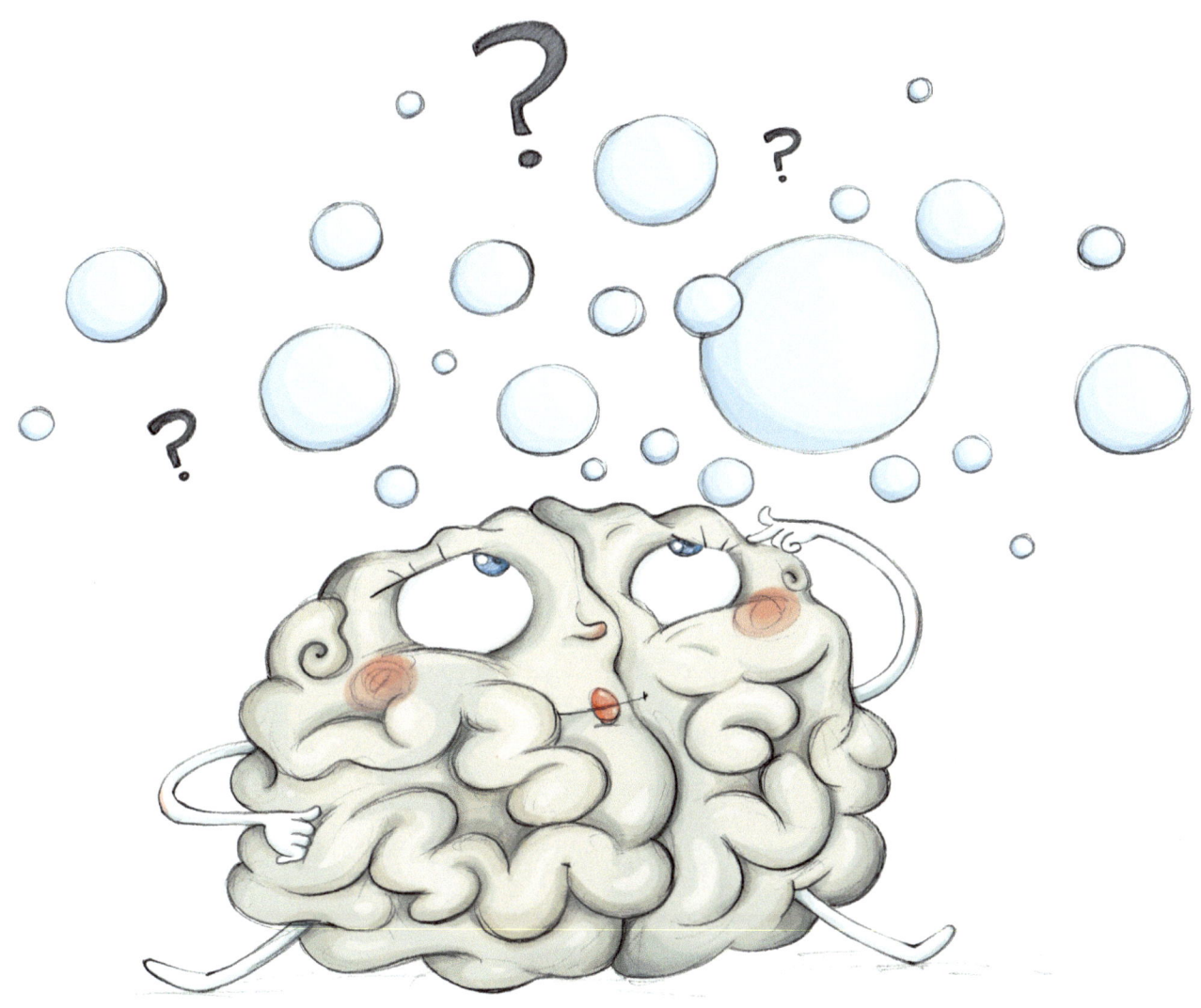

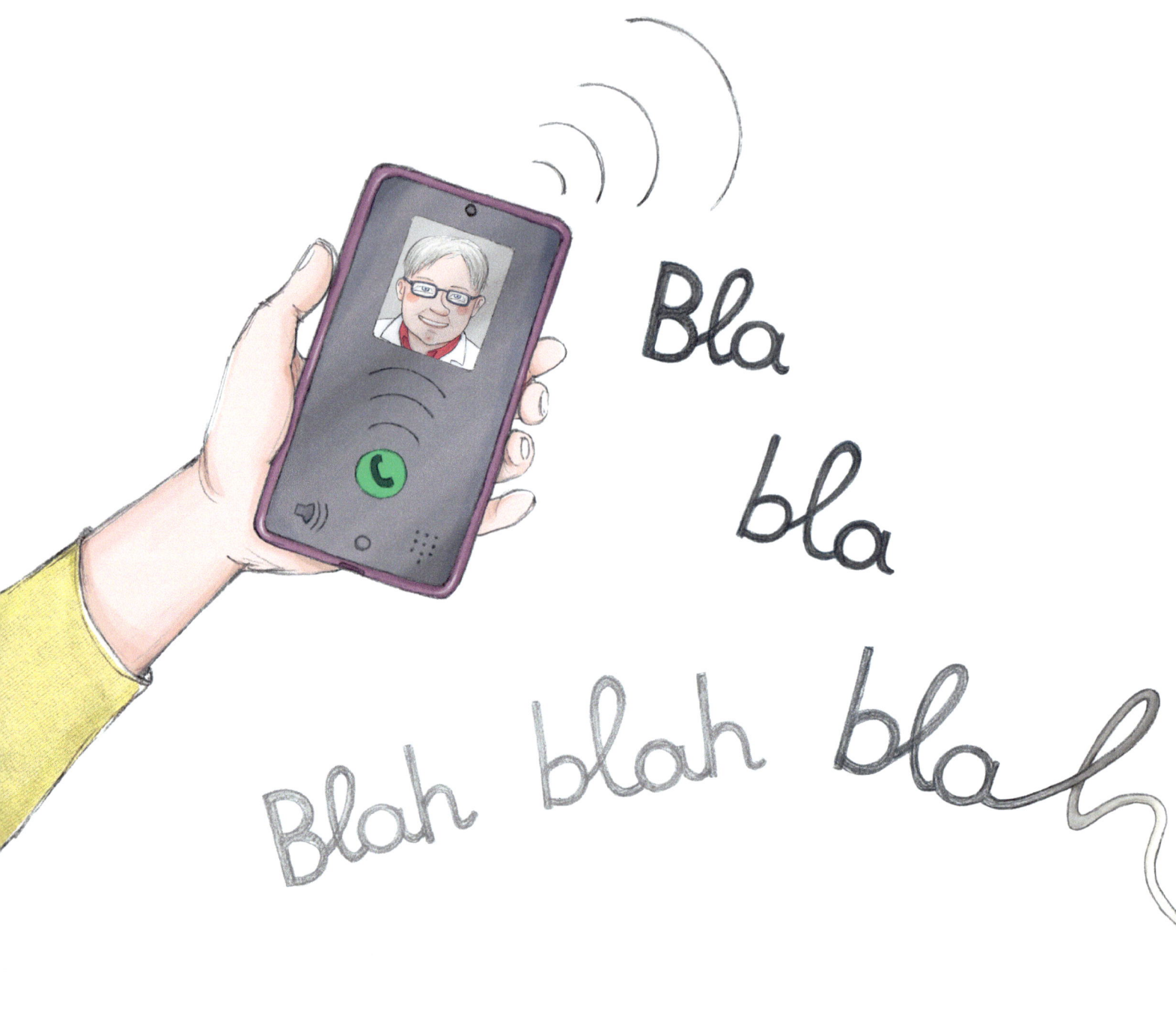

I va ser aleshores quan vaig tenir la gran idea
de trucar al metge.

Then I had an amazing idea. I'll call the doctor.

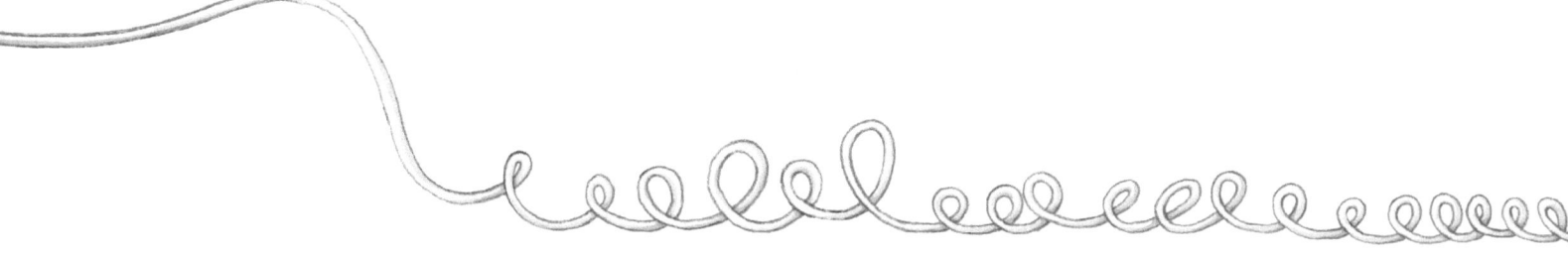

El metge em va explicar que hi ha persones que donen els seus òvuls o espermatozous a la gent que no pot tenir fills.

The doctor told me that there are people who give their eggs or sperm to people who want to have children but can't do it on their own.

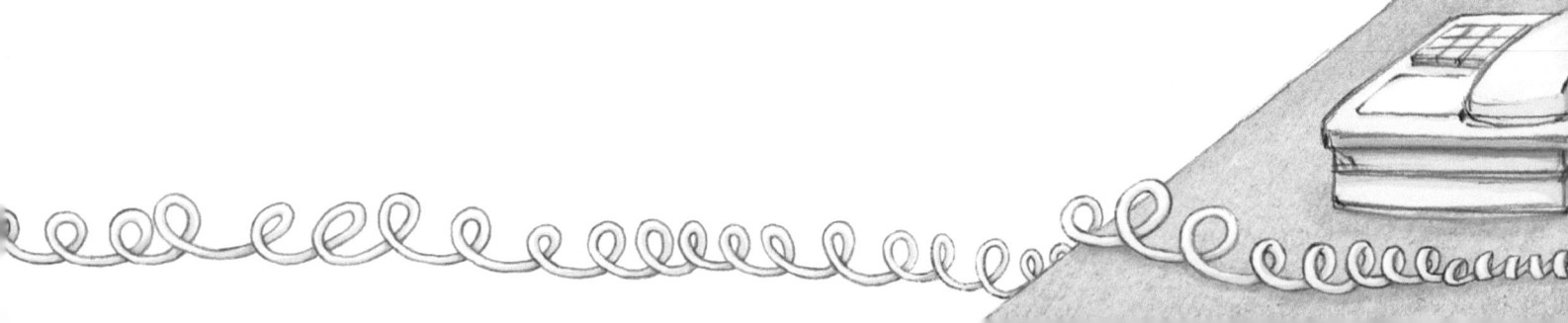

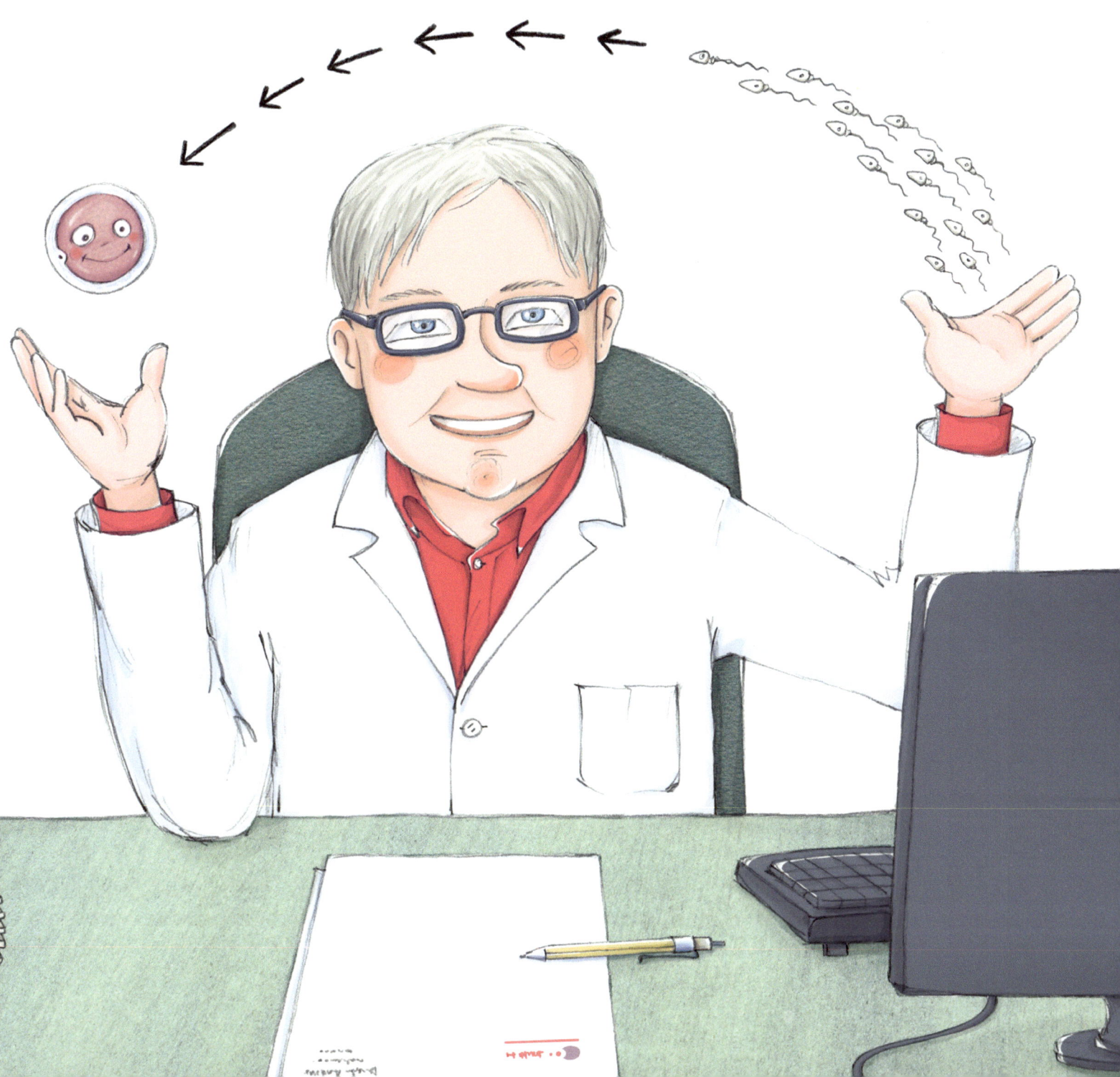

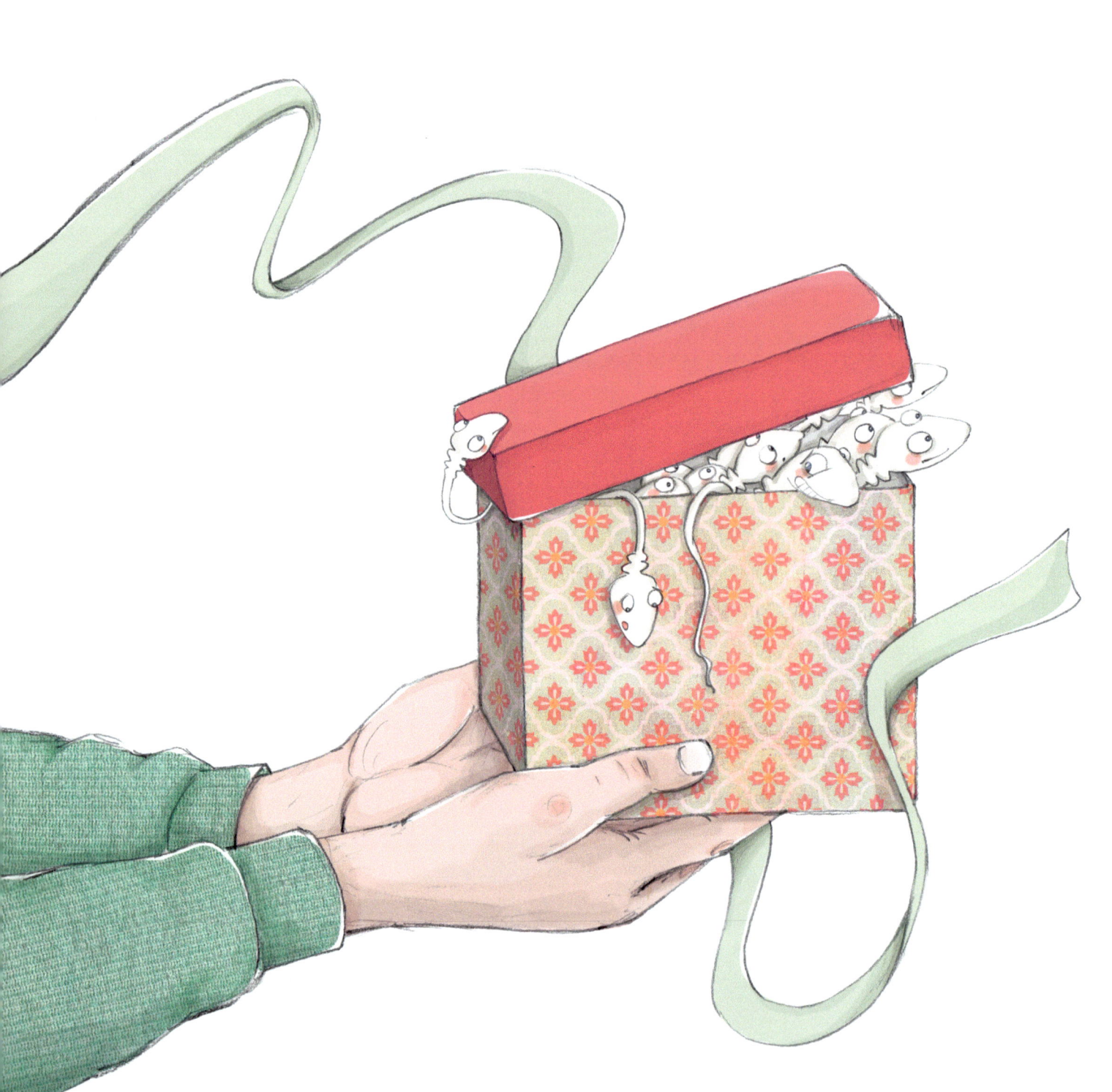

I així és com et vaig poder tenir: gràcies a un senyor que no coneixem, que és el teu pare biològic o donant. Li hem d'estar ben agraïts, perquè va decidir portar al metge uns espermatozous seus perquè me'ls donés.

And that's how I had you: thanks to a man who we don't know, but who is your biological father or doner. We are so grateful to him because he decided to donate some of his sperm so that the doctor could give them to me.

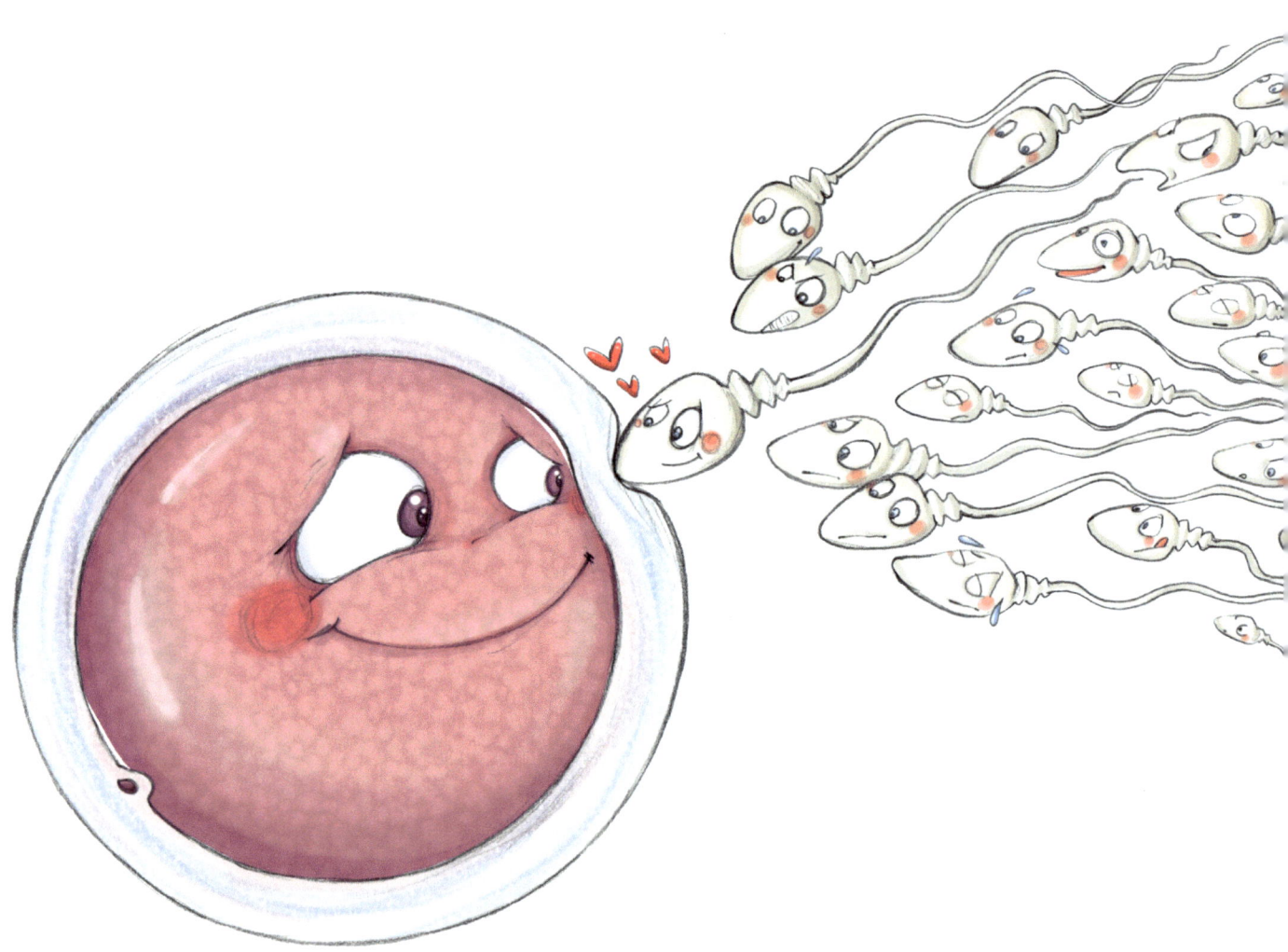

Hi va haver una cursa...

There was a race...

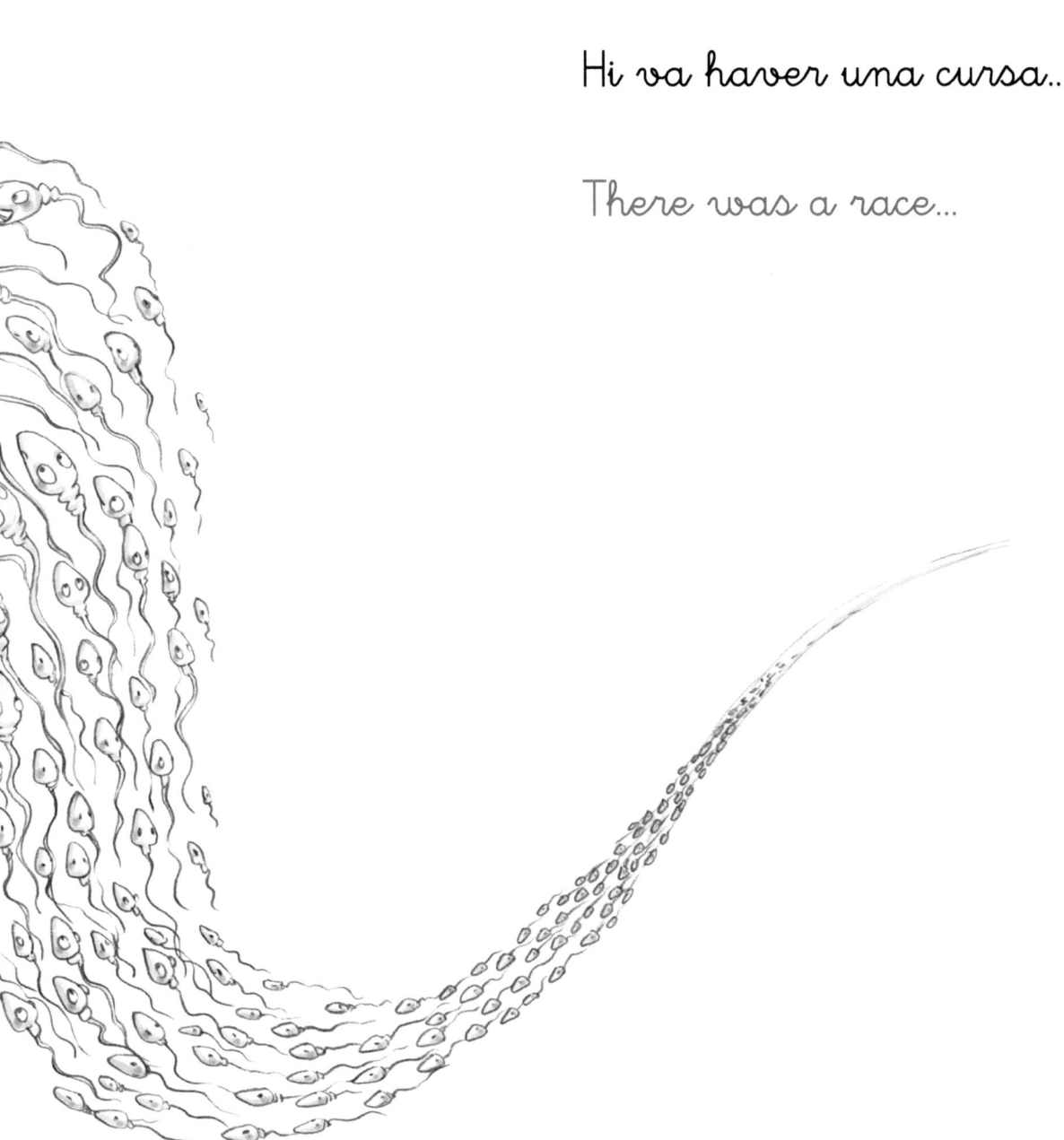

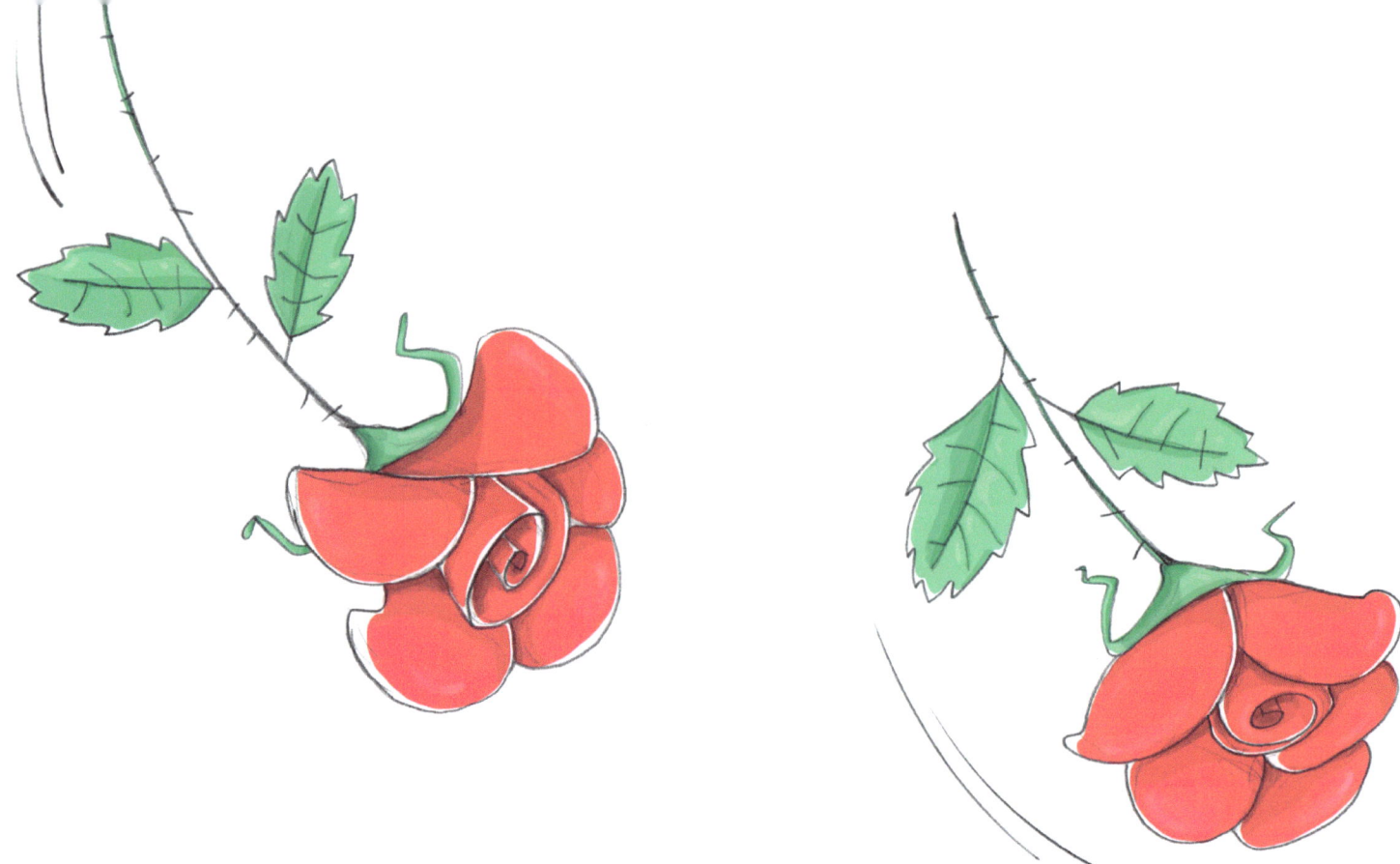

Moltíssims espermatozous van participar-hi, però només hi va haver un campió!

Lots of sperm cells took part, but there was only one champion!

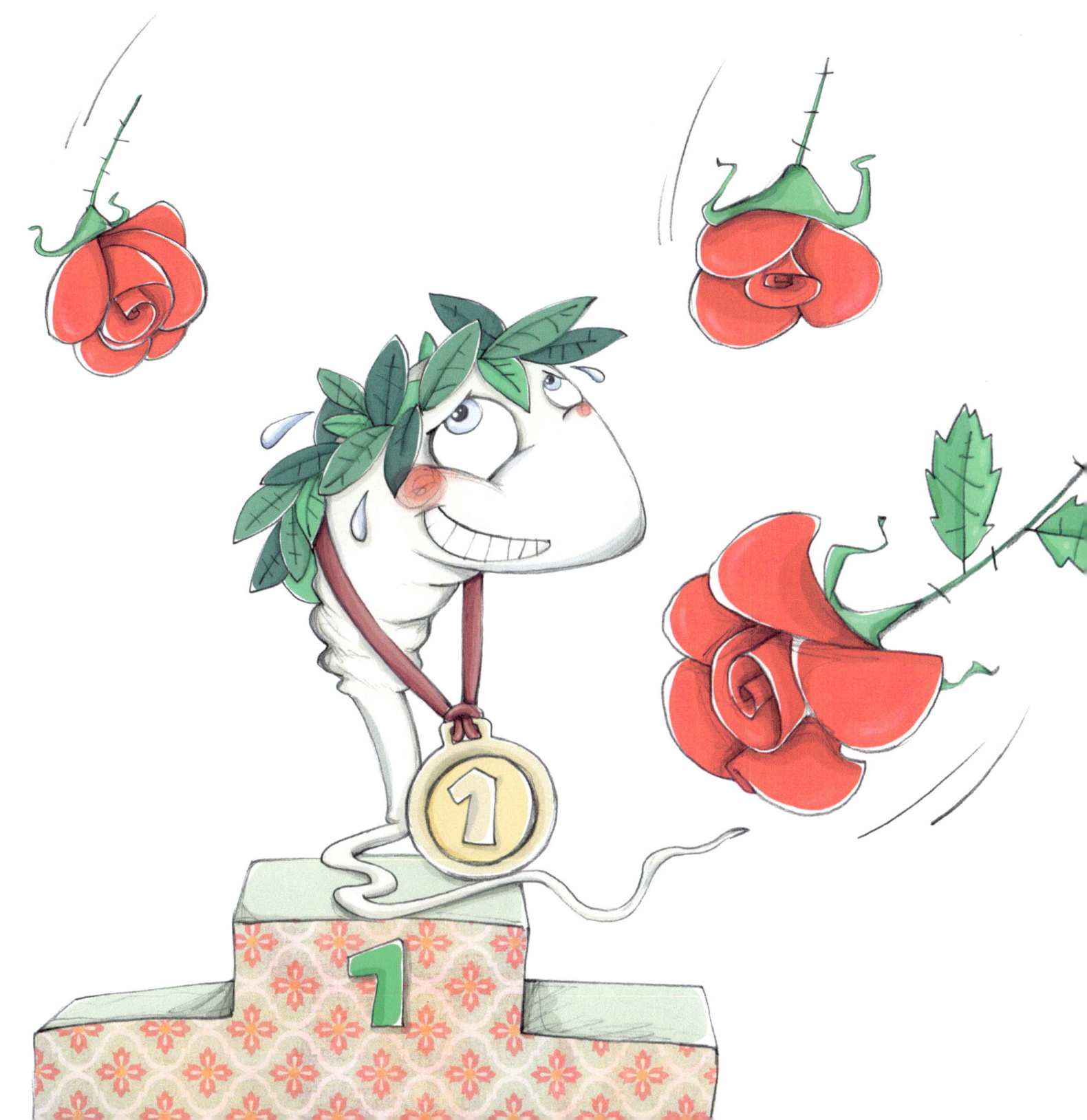

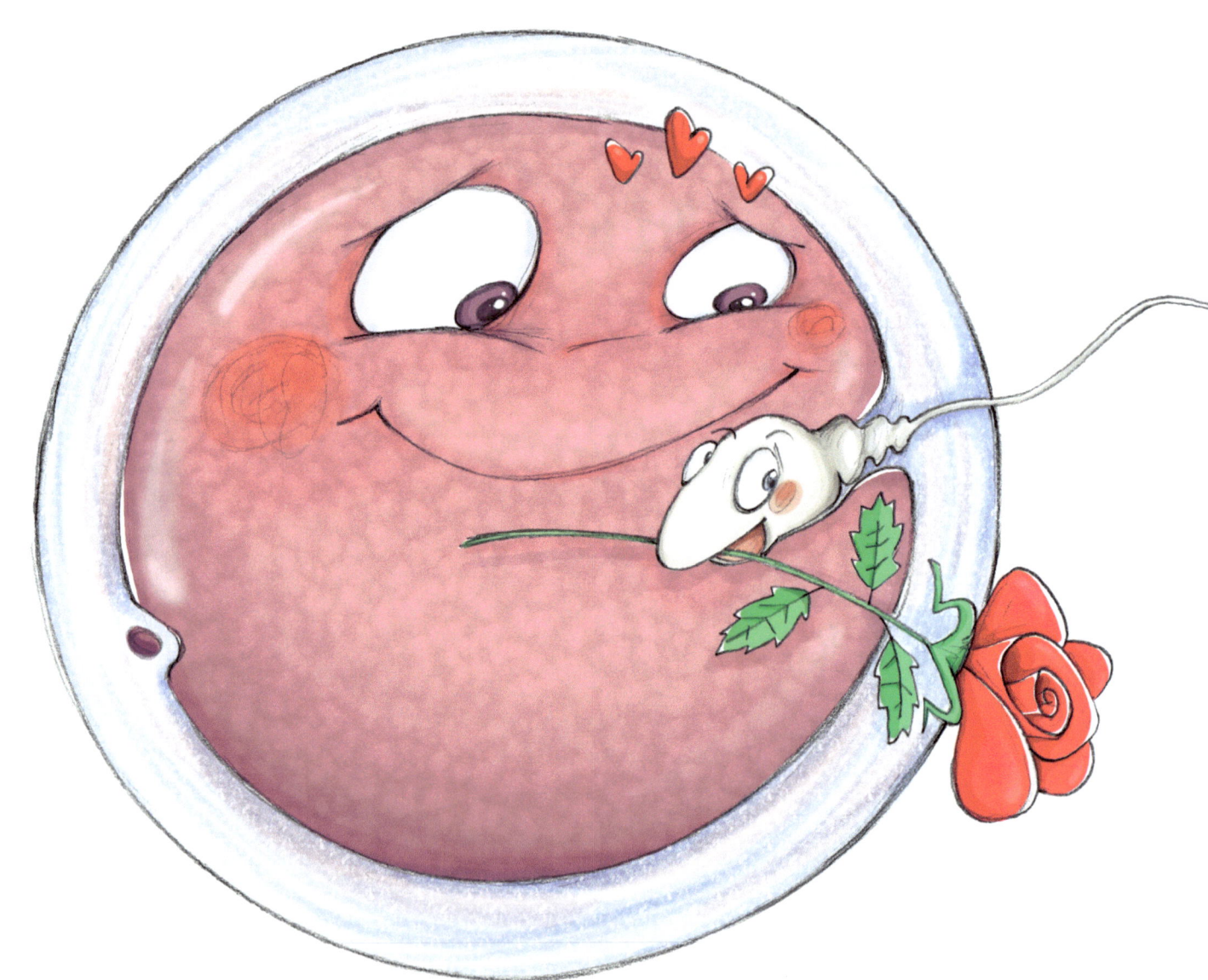

El que va entrar primer dins del meu òvul!

The one that met my egg first!

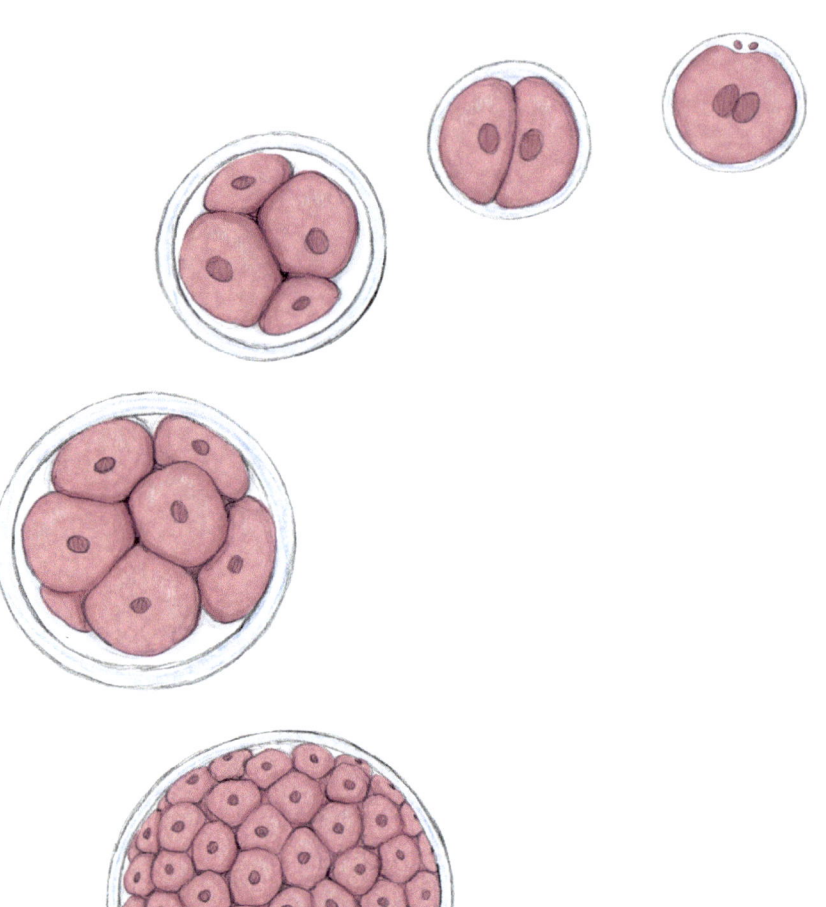

I així és com es va formar el teu embrió
i vas començar a créixer!

And this is how your embryo formed
and you started to grow!

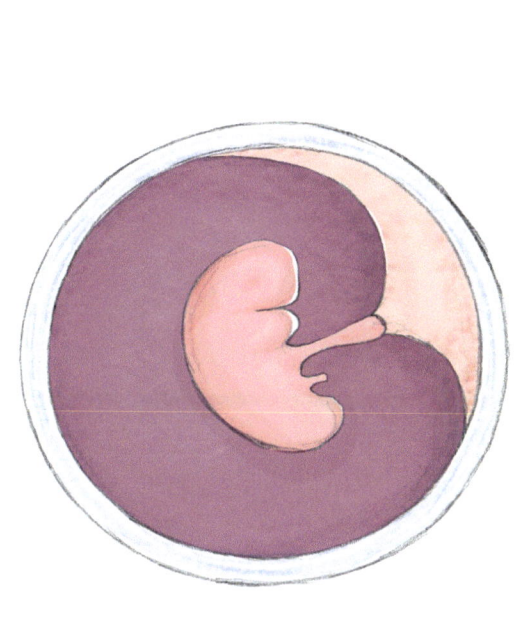
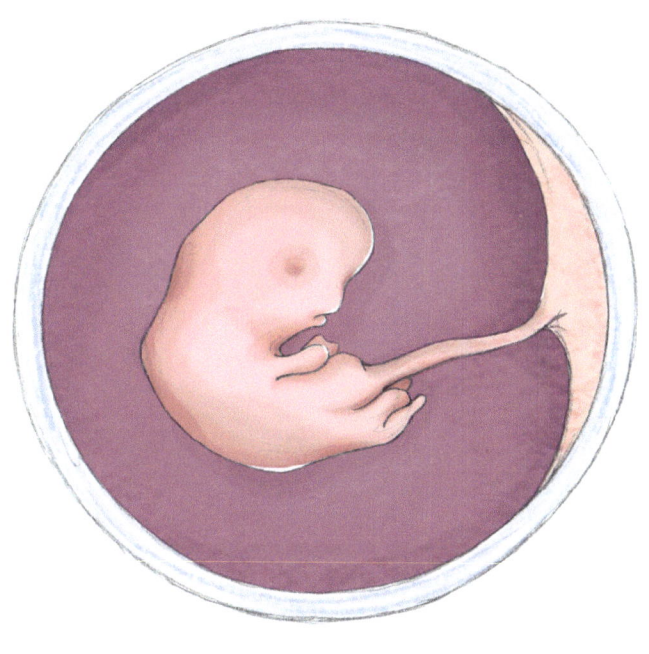

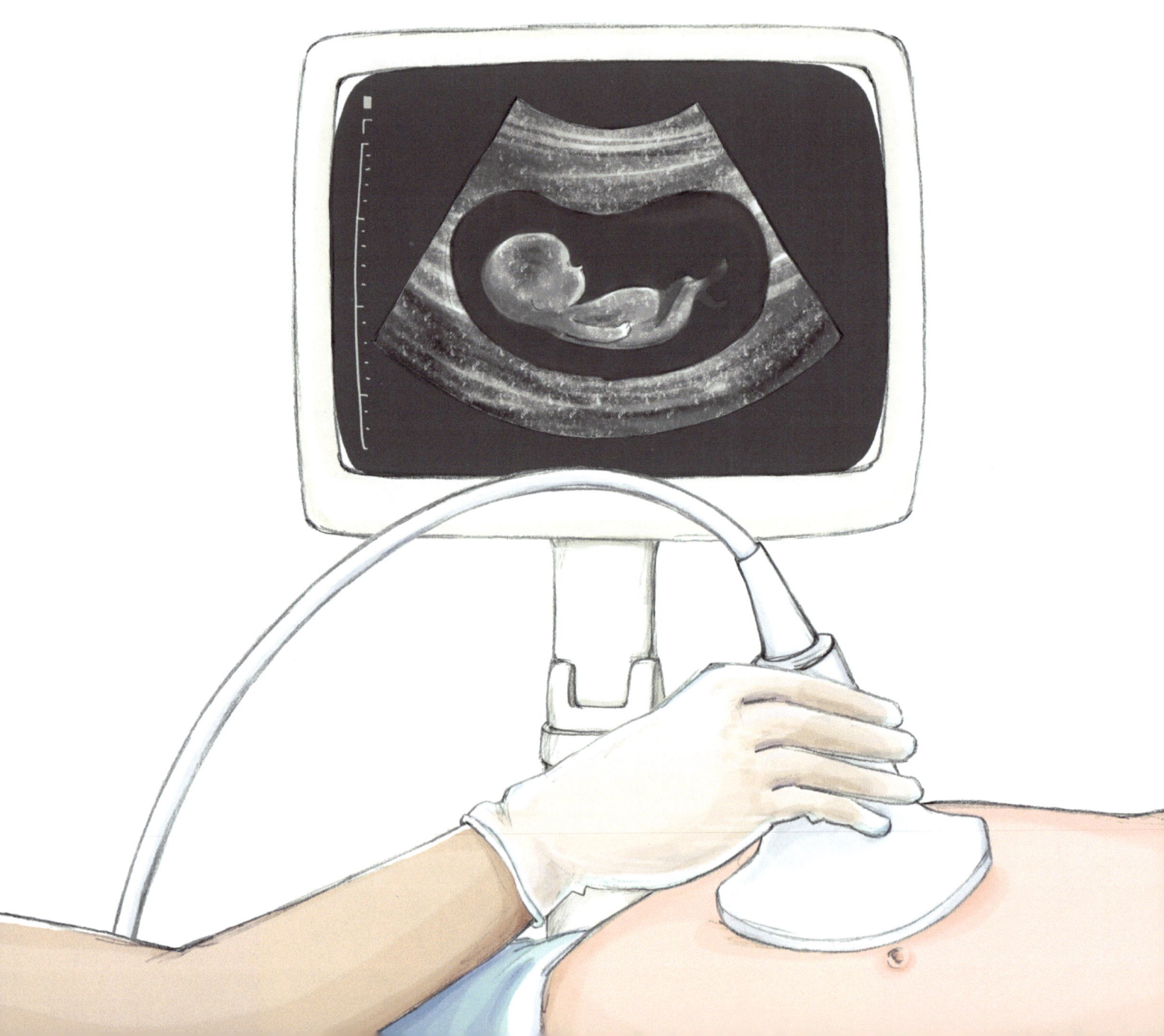

Dies més tard... vaig sentir per primer cop el batec del teu cor. Bum-bum, bum-bum, bum-bum.

Days later... I heard your heartbeat for the first time. Lub dub, lub dub, lub dub.

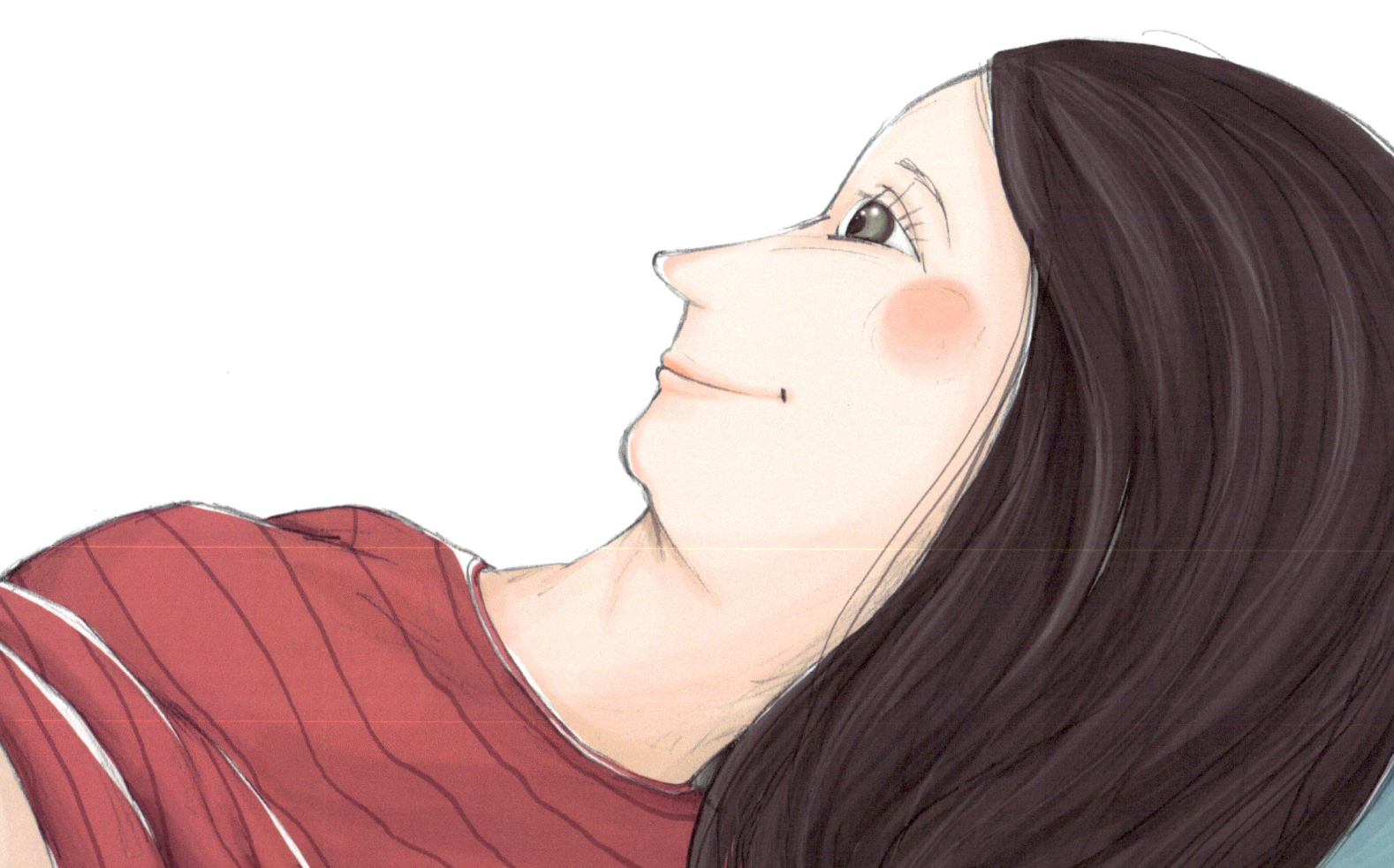

Jo et posava música... i tu et movies!

I played music for you... and you moved!

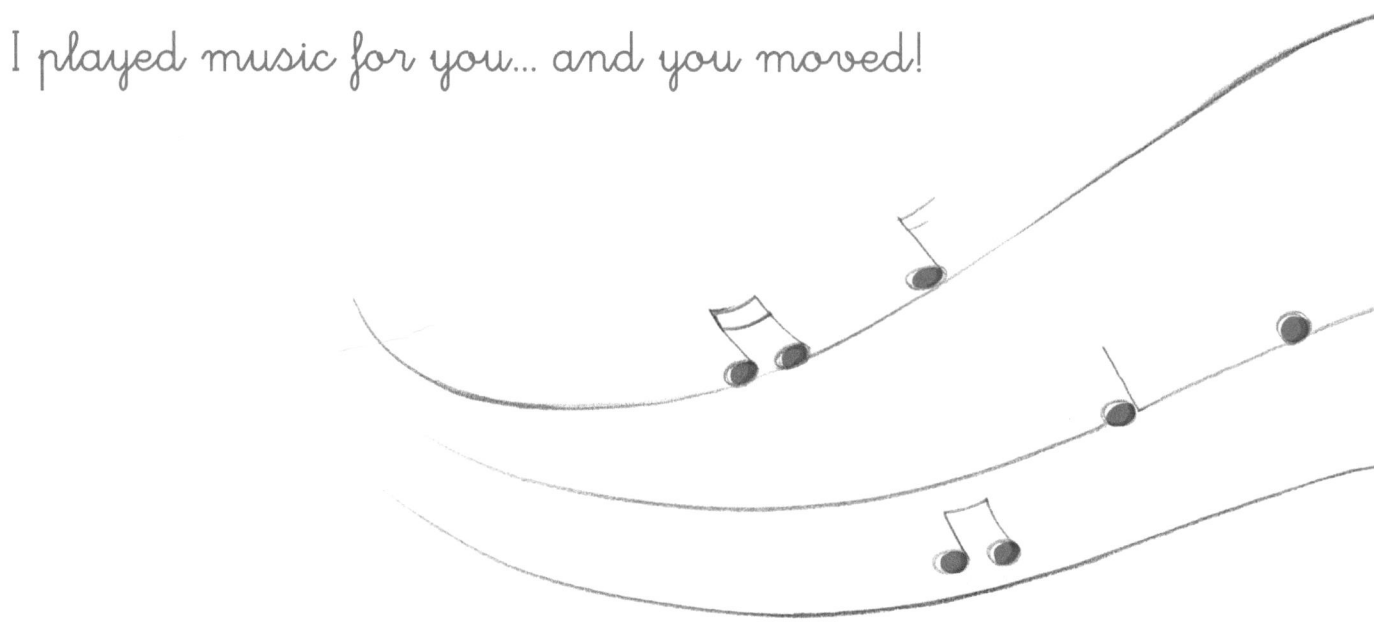

Et parlava...

I talked to you...

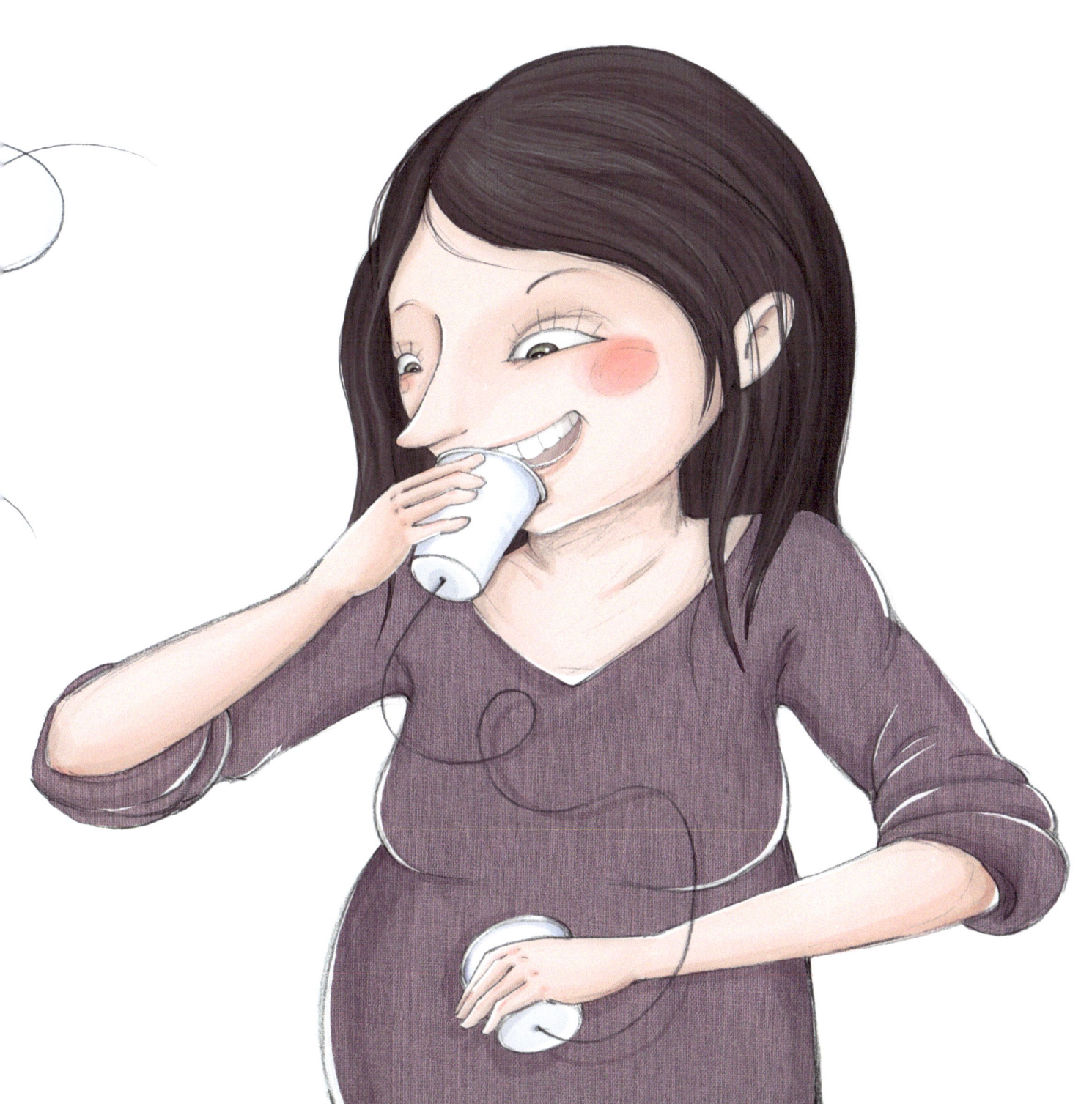

Vaig preparar la teva habitació.

I prepared your room.

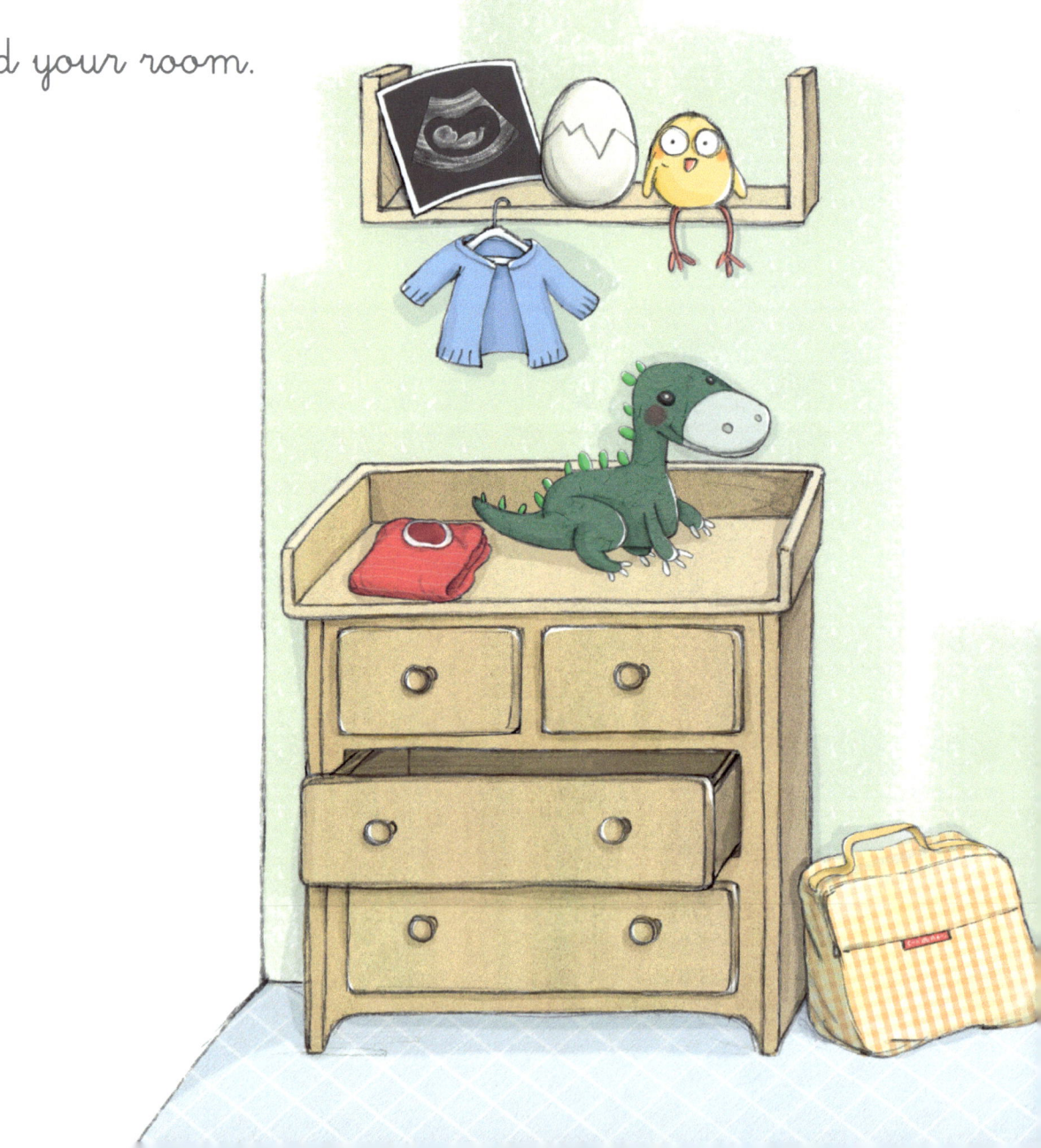

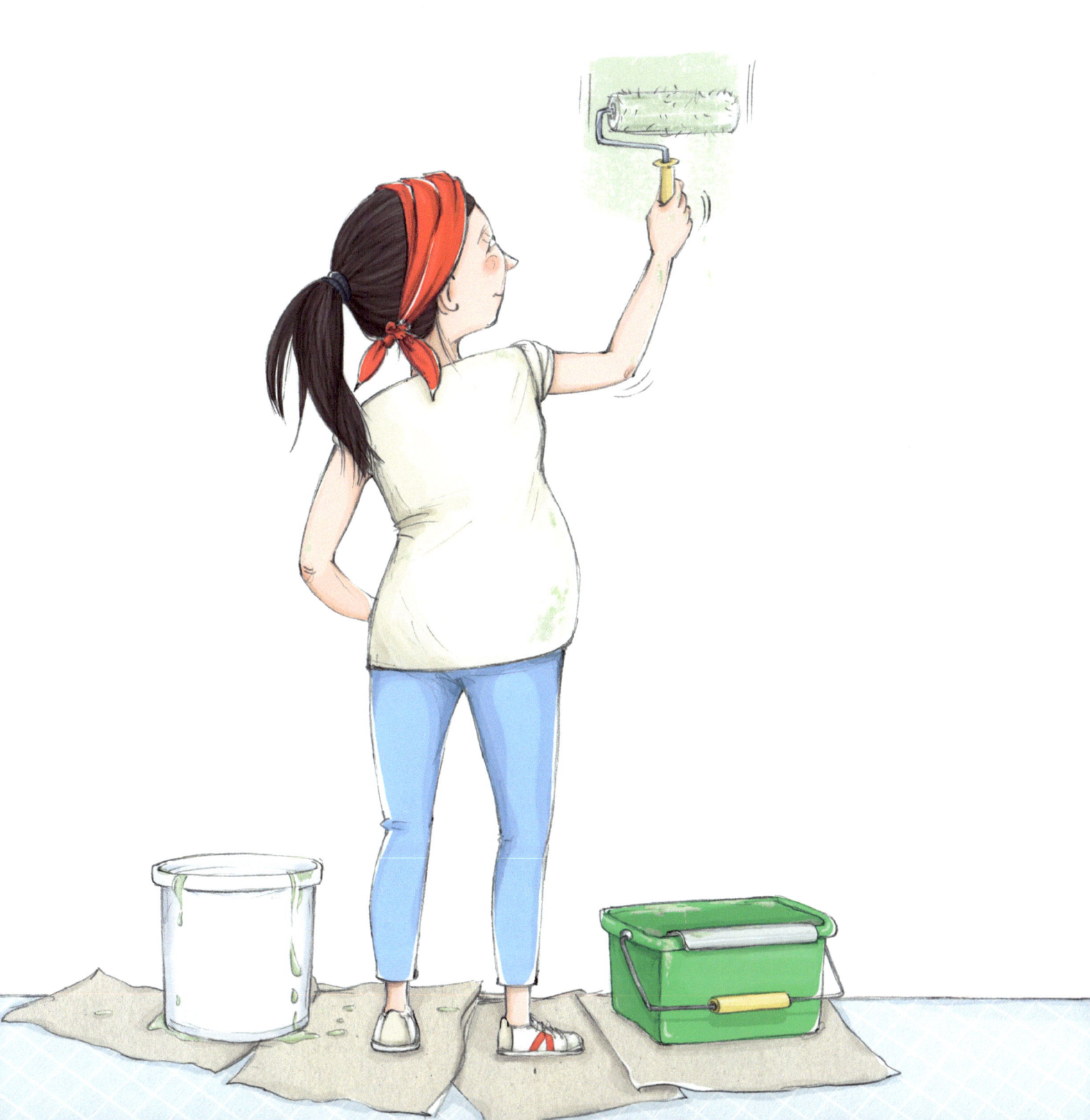

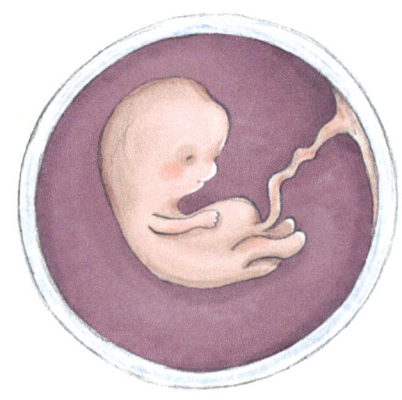
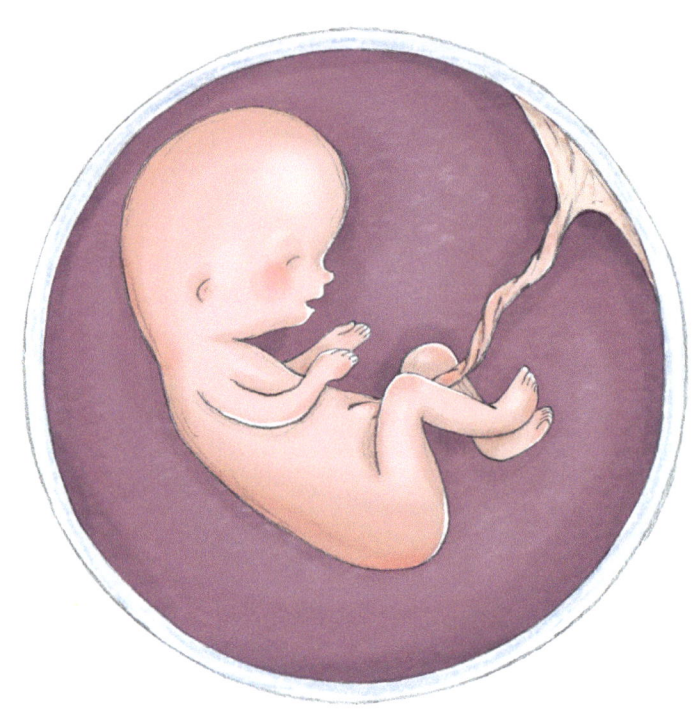

I al cap de 9 mesos... tic-tac, tic-tac, tic-tac...

And 9 months late... tick-tock, tick-tock, tick-tock...

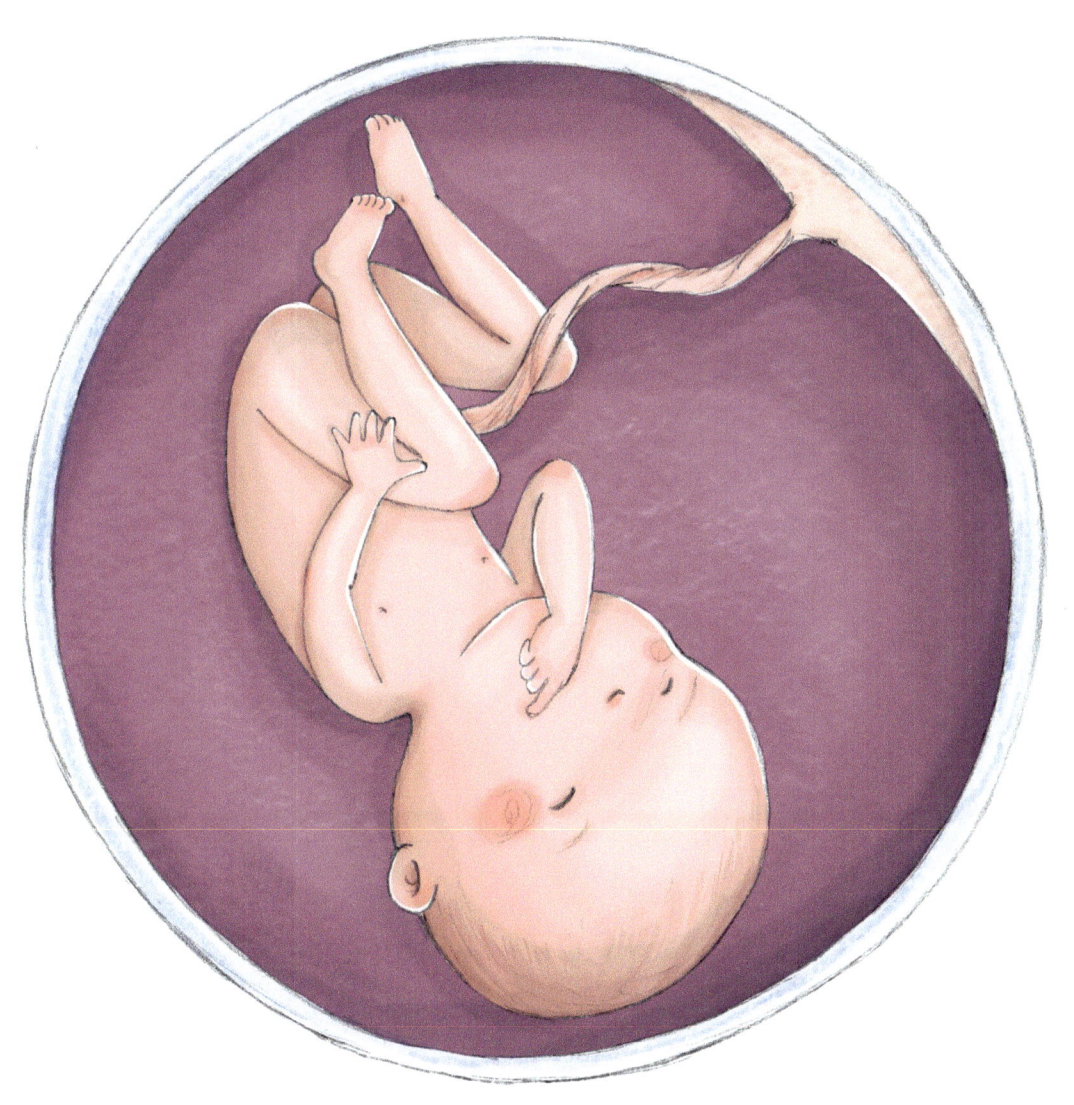

...vas néixer!

No importa com vas ser concebut. Des de molt abans que fossis a la meva panxa, ja et desitjava. Des de molt abans que nasquessis, ja t'estimava.

Ets molt important!

...you were born!

No matter how you were made, I wanted to have you long before you were in my tummy. And I loved you long before you were born.

You are very, very important!

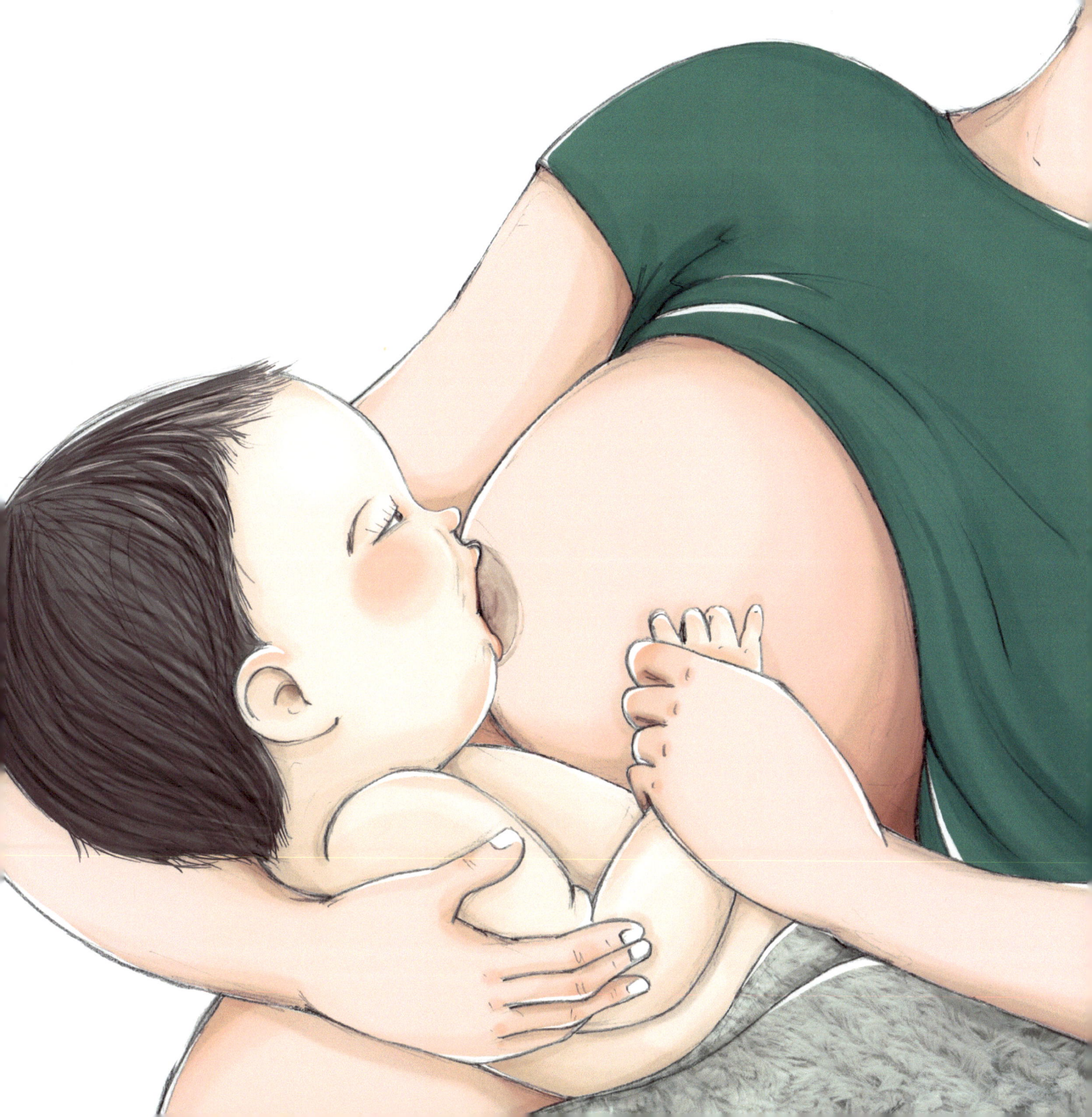

GUIA PER A FAMÍLIES I EDUCADORS

Quan l'Olga Junyent em va proposar d'escriure aquestes línies, em va il·lusionar bastant. Precisament, al meu llibre *Famílies modernes* havia parlat de la necessitat que la reproducció assistida s'expliqués d'una manera entenedora als nens i nenes que haguessin nascut mitjançant aquestes tècniques. En aquest sentit, els contes de l'Olga són una eina fantàstica.

Les explicacions es plantegen d'una forma divertida i, alhora, molt clara. I les meravelloses il·lustracions de la Bernadette Cuxart els donen encara més vida. Sens dubte, els contes transmeten tota la tendresa i la força d'una mare profundament agraïda per haver viscut aquesta experiència. Una alegria que, com veiem a la sèrie *Havies de ser tu*, es converteix en un amor infinit cap al fill.

Sovint, les mares i pares que han recorregut a la reproducció assistida dubten sobre com parlar-ne amb els infants. A partir d'ara, tindran la sort de poder comptar amb aquests contes tan bonics, que els acompanyaran en el camí d'explicar als fills que hi ha moltes maneres d'arribar al món. I, per descomptat, aquests contes també són un suport inestimable per als docents i tots els professionals que fem costat a aquestes famílies.

Per tot plegat, cal agrair a l'Olga Junyent que, partint de la seva experiència amb el seu fill Maiol, s'hagi decidit a escriure aquests contes per ensenyar als infants d'on venen i oferir un nou recurs a aquestes famílies. Espero que gaudiu d'aquests contes tant com jo.

Gràcies, Olga i Maiol. Amb amor i agraïment,

Joan Corbalán - Autor de *Famílies modernes*

GUIDE FOR FAMILIES AND EDUCATORS

When Olga Junyent asked me to write this forward, I was thrilled. In my book *Modern Families*, I mentioned the need for children's books that explain assisted reproduction in an understandable and engaging way, especially as a resource for children who were born using these techniques. Olga's stories are a fantastic resource.

Olga has created fun and clear explanations and Bernadette Cuxart's wonderful illustrations bring the book to life even more. The stories warmly convey all the tenderness and strength of a mother who is deeply grateful for having experienced assisted reproduction... A mother full of joy and infinite love for her child, as we see in the It Had to Be You series.

Mothers and fathers who have chosen assisted reproduction are often unsure about how to talk about it with their children. But now they are lucky to have these beautiful books as a resource, with stories which will help them explain to their curious children that there are many ways to come into the world. Olga's books also provide invaluable help to teachers and other professionals who support these families.

Thanks are due to Olga Junyent who, based on her experience with her son Maiol, decided to write these stories to teach children where they come from. A new resource that all families will treasure. I hope you enjoy these stories as much as I do.

Thank you, Olga and Maiol. With love and gratitude,

Joan Corbalán - Author of *Modern Families*

UNA MICA DE CONTEXT

L'any 1978 va néixer al Regne Unit la primera nena concebuda per fecundació *in vitro*, Louise Brown. Des de llavors, segons la Societat Europea de Reproducció Humana i Embriologia (ESHRE), han vingut al món més de vuit milions de nenes i nens gràcies a les tècniques de reproducció assistida.

A Espanya, segons el registre nacional de tractaments de fertilitat, neixen 34.000 nens a l'any a través de diverses tècniques, un 9 % del total. És un percentatge alt. Els canvis socials que s'han esdevingut les darreres dècades han propiciat que aquestes tècniques siguin cada vegada més habituals.

Els professionals que atenem aquestes famílies coneixem molt bé el camí que recorren tant abans com després del naixement: un camí ple d'esperança, però també de dificultats. Un dels dilemes que han d'afrontar els pares és si han d'explicar als seus fills com van ser concebuts, especialment si van fer servir òvuls i/o esperma de donants.

En la majoria de casos, els psicòlegs infantils aconsellen que no s'amagui aquesta realitat als fills. En aquest sentit, el conte d'Olga Junyent que teniu a les mans és un gran aliat. No només explica de forma clara i entenedora tot aquest procés, sinó que ho fa amb naturalitat, humor i, sobretot, fent-nos partícips del gran amor que envolta aquestes criatures. Perquè, al capdavall, és només l'amor el que dona sentit a les tècniques de reproducció assistida.

Dr. Xavier Saura Montiel
Ginecòleg especialista en reproducció assistida
i director mèdic del centre FecunMed Granollers

SOME CONTEXT

In 1978, Louise Brown was born in the UK. She was the first child conceived by IVF. Since then, according to the European Society for Human Reproduction and Embryology (ESHRE), more than 8 million girls and boys have come into the world thanks to assisted reproduction techniques.

In Spain, according to the national registry of fertility treatments, 34,000 children are born each year thanks to various assisted reproduction techniques. This makes up 9% of Spain's total yearly births, which is quite a high percentage. The social changes that have taken place in recent decades have made the use of assisted reproduction increasingly common.

Professionals who care for families who have used assisted reproduction techniques are very familiar with the journey that families take both before and after birth: a path full of hope, but not without its difficulties. One of the dilemmas that parents have to face is if they should explain to their children how they were conceived, especially if they used donor eggs and/or sperm.

In most cases, child psychologists advise that this reality is not hidden from children. The book that you have in your hands is a great ally in approaching the topic. Not only does Olga Junyent explain the whole process of assisted reproduction in a clear and understandable way, but she also does it naturally and with a good sense of humour. Olga helps us to partake in the great love that surrounds these little ones. After all, it is only love that gives meaning to assisted reproduction techniques.

Dr. Xavier Saura Montiel
Medical Director of FecunMed Granollers (Barcelona)
Specialised Gynaecologist in assisted reproduction

PARLAR DE LA DONACIÓ D'ÒVULS O ESPERMATOZOUS AMB ELS FILLS

LLa majoria de famílies que han concebut un fill gràcies a la donació d'òvuls o espermatozous es pregunten si és convenient parlar de forma oberta als seus fills sobre el seu origen. La resposta és que sí. I no només és convenient parlar-ne, sinó que a més els infants hi tenen tot el dret, perquè forma part de la seva història personal, una història que no comença pas en el naixement, ni tan sols en la concepció, sinó força abans, i que inclou el desig dels pares i mares, les seves expectatives i totes les vicissituds ocorregudes fins al moment de l'embaràs i la posterior arribada al món.

Per què ens costa tant parlar-ne? Doncs perquè la reproducció amb intervenció de donants introdueix un element diferencial respecte del més habitual. Per entendre això, cal pensar en els tres lligams fonamentals que configuren la relació de parentalitat:

- El vincle biològic, definit per la procedència dels nostres gens.
- El vincle legal, és a dir, la relació jurídica entre mares/pares i fills/es, constituïda essencialment per la pàtria potestat, els cognoms o els drets successoris, entre d'altres.
- El vincle afectiu, el més important dels tres, que té a veure amb qui identifiquem afectivament i efectivament com a pare/mare o fill/a més enllà del que estableixin la biologia o la llei. Aquest lligam es constitueix de forma lliure i voluntària entre els participants en la relació.

En la família tradicional, aquests tres lligams solen coincidir en les mateixes persones. En canvi, en la reproducció assistida amb gàmetes o embrions de donant, com també en l'adopció, això no passa. Aquest és l'element diferencial que fa que en la història biològica dels infants hi hàgim d'incloure, necessàriament, terceres persones, que, a més, en la majoria dels casos són desconegudes i no hi tenen cap vincle legal ni afectiu.

Davant d'aquesta situació, moltes famílies es pregunten com introduir aquestes figures en el seu relat familiar. De vegades, pot existir la temptació de defugir la qüestió i mantenir-la en secret. Per contra, en altres casos, la incomoditat que se sent i la sensació (errònia) de no ser pares "complets" fa que algunes famílies no puguin deixar de parlar-ne, com una manera de disculpar-se.

Quina és, doncs, la posició adequada? On és el punt mitjà? Probablement aquesta pregunta es respon amb una paraula: la disponibilitat. Les mares i els pares hem d'estar disponibles i disposats a respondre a les preguntes de les criatures sobre la seva pròpia història, sense forçar però sense defugir el tema, i sobretot sense espantar-nos.

En aquest sentit, aquest conte és una magnífica eina per començar-ne a parlar i per mostrar la vostra disponibilitat a fer-ho. Els bons contes, com aquest, generen més preguntes que no pas respostes. Serà una tasca important dels pares i mares respondre a les preguntes que sorgeixin, sempre seguint el ritme i les inquietuds dels infants i contestant-los amb un llenguatge entenedor i planer. No cal respondre a totes les qüestions alhora ni pretendre que entenguin la complexitat de l'assumpte a la primera. Serà el temps, i la disponibilitat per parlar-ne obertament, el que amb els anys permetrà que comprenguin la seva història i els ajudi a integrar-la d'una forma emocionalment sana.

Roger Ballescà i Ruiz
Vicesecretari de la Junta de Govern i coordinador del Comitè d'Infància
i Adolescència del Col·legi Oficial de Psicologia de Catalunya (COPC)

HOW TO TALK ABOUT EGG OR SPERM DONATION WITH YOUR CHILDREN

Most families that have conceived a child thanks to egg or sperm donation wonder if it is a good idea to talk openly with their children about how they were conceived. The answer is yes! Not only is it a good idea to talk about it, but children have every right to know. It is a part of their personal history, a story that does not begin at birth or conception. It begins before then, with the hopes and devotion of their mothers and fathers, and all the changes that occurred up to the moment of pregnancy and the child's arrival.

Why is it so difficult for us to talk about this topic? Well, reproduction involving donation has a different element from nature's sexual reproduction. To understand the uniqueness of the situation, we must consider the three fundamental links in the parent-child relationship:

- The biological link, which is the origin of our genes.
- The legal bond, which is the legal relationship between mothers/fathers and children, including parental authority, surnames, inheritance rights, and other legal issues.
- The affective bond, which is the most important of the three. The affective bond has to do with who we identify affectively and in real-life situations as mother/father and child, regardless of biology or law. This bond is established freely and voluntarily between the people in the relationship.

In a traditional family, the three links tend to coexist in the same people. In contrast, this does not occur in assisted reproduction, with donor gametes or embryos, or in adoption. This means that we need to include third parties in the little ones' biological stories. In most cases, they are unknown people and they do not have any legal or emotional links with the children.

When faced with this situation, many families wonder how to introduce the third-party figures into their family story. Sometimes there is a temptation to shy away from the issue and keep it a secret. Other times, the discomfort that is felt, or the feeling of not being "complete" parents (which is just a feeling, not a fact), pushes some families to constantly talk about it, as a way apologising for their choice.

So, what is the best option? How can we find a happy medium? This question can probably be answered in one word: openness. Mothers and fathers must be available and willing to answer children's questions about their own story, without forcing the topic, without avoiding it, and above all not fearing it.

The *It Had to Be You* books are a great resource to help you start talking about this issue and to show your openness to doing so. Such good stories bring about more questions than answers, and parents must assume the important role of answering them, always following the children's pace and concerns, and using simple and understandable language. It is not necessary to answer all questions at once, nor for your child to understand the complexity of the matter on the first reading. Talking about the subject gradually and openly will allow them to understand their personal story as they grow and to embrace it in an emotionally healthy way.

Roger Ballescà i Ruiz
Deputy Secretary of the Catalonian Regional Government, and Coordinator of the Centre for Children and
Adolescent Mental Health at the Official College of Psychology of Catalonia (COPC)

Després de llegir el conte, els infants poden plantejar-se altres preguntes. A continuació, es recullen algunes de les que se'ls podrien acudir, per ajudar a donar-hi resposta.

Què és un donant?

Un o una donant és la persona que dona l'òvul o l'espermatozou (de vegades també se'n diu pare biològic o mare biològica). Però el teu pare o mare és la persona que et cuida, t'educa, t'ajuda, t'estima i et protegeix.

El/la vull conèixer!

És normal que hi pensis: ets aquí gràcies a ell/ella! Però no pot ser. Hi ha una llei que diu que no es poden conèixer els senyors i senyores que donen els seus espermatozous o òvuls.

Per què la llei diu que no se'ls pot conèixer?

Hi ha experts que pensen que és millor que no se sàpiga i n'hi ha d'altres que opinen que és millor saber-ho... Però, de moment, no es pot saber.

No em vol veure perquè no m'estima?

No és per això, ni de bon tros. No et pot conèixer; però si et conegués, jo crec que t'estimaria segur! A més, si no hagués volgut que existissis, no hauria donat pas els seus òvuls/espermatozous..

I com vols que li donem les gràcies si no sabem com es diu ni on viu?

No cal donar-li les gràcies en persona. Es pot estar agraït igualment. Se sent des del cor!

Per què hi ha nens que tenen una mama i un papa i jo tinc dues mames/dos papes?

Doncs perquè hi ha moltes menes de família. Hi ha famílies amb dos pares, amb un pare i una mare, amb dues mares, amb una mare sola o un pare sol, amb pares que viuen junts o que viuen separats... De famílies, doncs, n'hi ha de molt diferents i cap és millor que una altra. A més, tots nosaltres som únics i especials! El que de debò importa és que et sentis estimat i cuidat.

Mama, i tu per què no tenies un papa?

Tenir fills/es és una gran responsabilitat i no es pot fer amb qualsevol persona. Jo no vaig trobar la persona adequada.

After reading the story, children may ask themselves more questions. Below are some areas of curiosity that could come up, with answers that serve as a guide.

What is a donor?

A donor is a person on who provides the egg or sperm (sometimes it's also called the biological father or biological mother). But your father or mother is the person who takes care for you, educates you, helps you, loves you and protects you.

I want to meet him/her!

It is normal to feel that way: you are here thanks to him/her! But we can't. There is a law that says that we cannot meet the men and women who donate their sperm or eggs.

Why does the law say that we cannot meet them?

There are experts who think that it is better not to know who the donors are. There are others who think that it would be better to know… But, at the moment, we can't.

Is the reason you don't want to see me because you don't love me?

Far from it! I cannot meet you because of the law. But, if I knew you, I'm sure I would love you! Also, if I hadn't wanted you to exist, I wouldn't have donated my egg/sperm.

And how do you want us to thank you if we don't know your name or where you live?

There's no need to say thank you in person. You can still be grateful. From the bottom of your heart!

Why are there children who have a mum and a dad and I have two mothers/two fathers?

Because there are many types of families. There are families with two fathers, with a mother and a father, with two mothers, with a single mother or a single father, with parents who live together and with parents who live separately… There are a lot of different families and no one family is better than another. We are all unique and special! What really matters is that you feel loved and cared for.

Mum, why didn't you have a dad for me?

Having children is a great responsibility and I didn't want to have a child with just anyone. I didn't find the right person.

L'espermatozou guanyador soc jo?

No. L'espermatozou guanyador és una part de tu, i l'òvul on va entrar l'espermatozou és l'altra part. Es necessiten totes dues parts per fer un bebè i són igual d'importants.

Sempre hi ha una cursa d'espermatozous?

No sempre. Quan es fa una inseminació artificial, és a dir, quan el metge introdueix els espermatozous a dins de la panxa de la mama, sí que hi ha una cursa.

En canvi, quan es fa una fecundació in vitro és diferent. Vol dir que extreuen els òvuls de la mama fora i es fa l'embrió fora. En aquest cas no hi ha cap cursa, sinó que hi ha un càsting d'espermatozous. El metge escull l'espermatozou més eixerit i després l'introdueix a dins d'un òvul que també faci patxoca. Es comença a formar l'embrió i, al cap d'uns dies, el metge el posa dins de la panxa de la mama perquè comenci a créixer i créixer i convertir-se en un bebè.

Què passa amb la resta d'espermatozous que no guanyen la cursa, o amb els embrions que no es fan servir?

Hi ha tres possibilitats:

1. Conservar-los congelats per si més endavant es volen tenir més fills.
2. Donar-los a persones que no poden tenir fills.
3. Donar-los a la ciència perquè facin investigacions.

De veritat podia sentir la música o quan em parlaves des de dins de la panxa?

Sí, des de dins la panxa el bebè pot sentir la música, el batec del cor de la mare, la veu, la respiració, els budells, el soroll...

Les respostes s'han redactat amb l'assessorament de **Roger Ballescà**, vicesecretari de la Junta de Govern i coordinador del Comitè d'Infància i Adolescència del Col·legi Oficial de Psicologia de Catalunya, i de **Xavier Saura**, ginecòleg especialitzat en reproducció assistida i director de Fecunmed Granollers.

Am I the winning sperm?

Not quite. The winning sperm is one part of you, and the egg that the sperm entered is the other part. It takes both parts to make a baby and they are both just as important.

Is there always a sperm race?

Not always. When artificial insemination is done, that is, when the doctor introduces the sperm into the mother's tummy, there is a race.

But in vitro fertilisation is different. It means that they extract the mother's egg, and the embryo is formed in a laboratory. In this case there is no race, but there is a sperm audition. The doctor chooses the liveliest sperm and then inserts it into the coolest egg. The embryo begins to form, and after a few days, the doctor puts it inside the mother's tummy so that it can start to grow and become a baby.

What happens to the rest of the sperm that don't win the race? What about embryos that are not used?

There are three options:

1. Freeze them in case mum/dad wants to have more children later.
2. Donate them to people who cannot have children.
3. Donate them to science for research.

Is it true that I could hear music or you talking to me from inside your tummy?

Yes, inside the tummy, the baby can hear music, the mother's heartbeat, her voice, her breathing, the rumble of her tummy, and other noises.

The answers have been written with the help of **Roger Ballescà**, Deputy Secretary of the Catalonian Regional Government, and Coordinator of the Centre for Children and Adolescent Mental Health at the Official College of Psychology of Catalonia (COPC), as well as the help of **Xavier Saura**, Specialised Gynaecologist in assisted reproduction and Medical Director of FecunMed Granollers.

Proper conte...
Next story...

Olga Junyent - Bernadette Cuxart

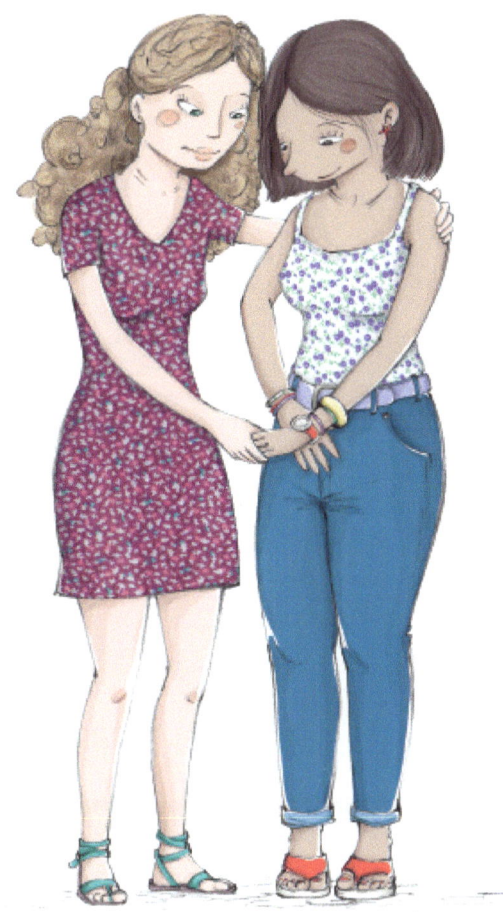

Dues mares - Two mothers

HAVIES DE SER
IT HAD TO BE YOU

www.ingramcontent.com/pod-product-compliance
Lightning Source LLC
Chambersburg PA
CBHW040408220526
45473CB00004B/1164